um ipê de cada cor

Editora InVerso

R. Doutor Goulin, 1523 Alto da Glória
CEP 80040-280 Curitiba-PR
(41) 3254-1616 e (41) 3558-8001
editorainverso@editorainverso.com.br
www.editorainverso.com.br
Facebook.com/editorainverso
Instagram @editorainverso

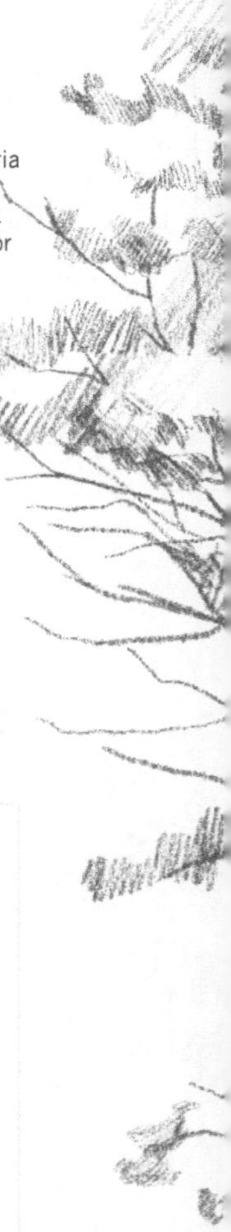

COORDENAÇÃO EDITORIAL
Cristina Jones
Editora InVerso

REVISÃO
Carlos W. Jorge

ILUSTRAÇÕES
Bianca Lana

CAPA, DESIGN, PROJETO GRÁFICO E ARTE-FINAL
Adriane Baldini

DADOS INTERNACIONAIS DE CATALOGAÇÃO NA PUBLICAÇÃO (CIP)
Mona Youssef Hammoud — CRB/9.ª 1393

D192u

DANTAS, Eriane de Araújo. **Um ipê de cada cor.**
Bianca Lana [il.] Curitiba: InVerso, 2020
86 p. 15 x 21cm - PTBR

ISBN: 978-65-86436-31-0

1. Literatura infantojuvenil. 2. Relacionamentos familiares.
3. Adolescência. I. Título

CDD. 809.8

Relacionamentos: 331.3

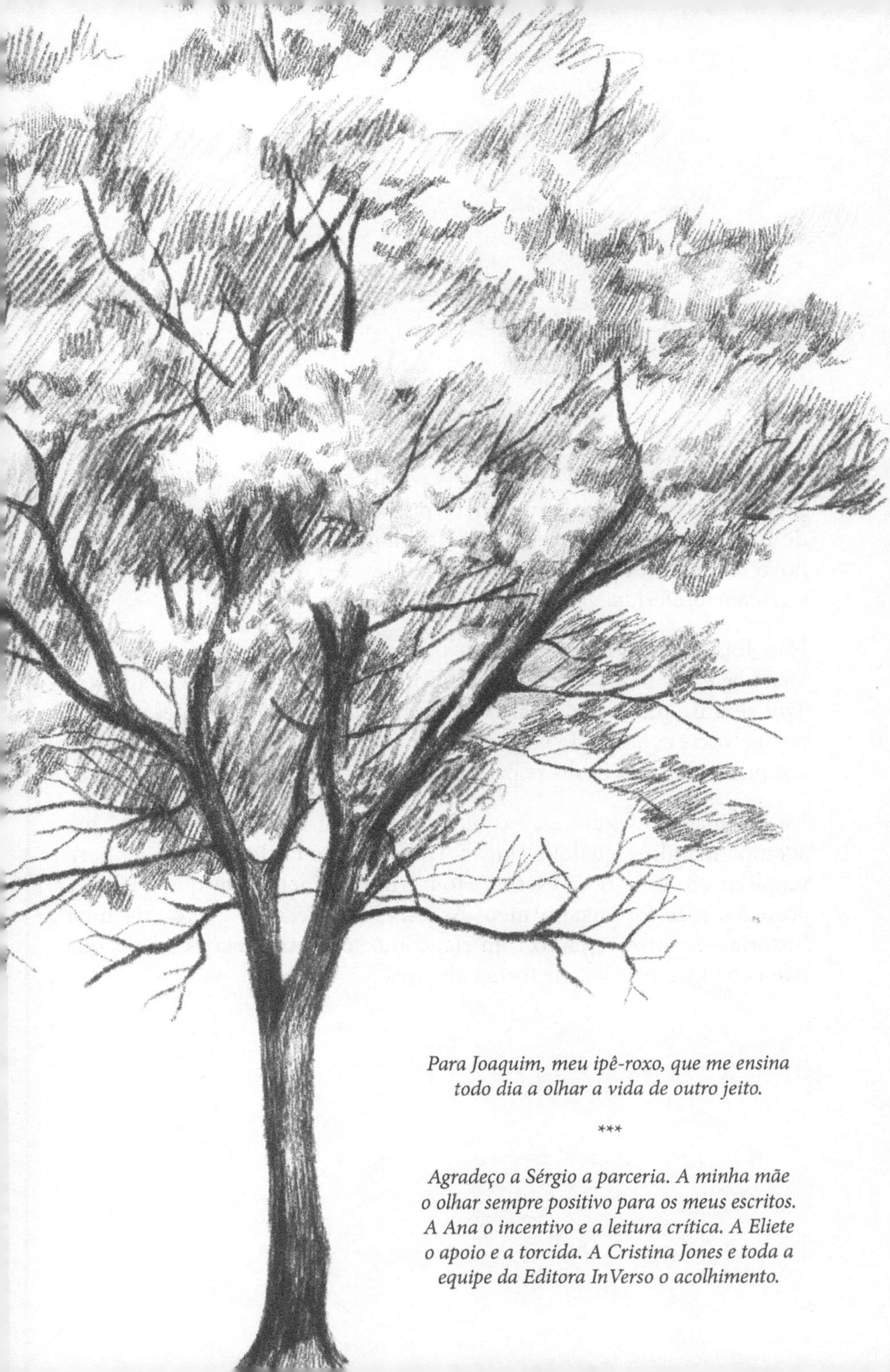

Para Joaquim, meu ipê-roxo, que me ensina todo dia a olhar a vida de outro jeito.

***

Agradeço a Sérgio a parceria. A minha mãe o olhar sempre positivo para os meus escritos. A Ana o incentivo e a leitura crítica. A Eliete o apoio e a torcida. A Cristina Jones e toda a equipe da Editora InVerso o acolhimento.

Apresentação

Babi, Rebeca e Brás Cubas foram os primeiros a chegar, no primeiro dia de 2018, pouco depois da queima de fogos de artifício. Enquanto o ano novo era recebido com festa pelos vizinhos, eu o celebrava com minha atividade preferida.

Não foi diante do computador, porém, que fui visitada pelos três. Deitada e de olhos fechados, eles me apareceram. Não vieram sós. Trouxeram a música, o cenário da capital federal, com seus ipês, seu céu tão famoso e as águas do Lago Paranoá. Outros personagens se juntaram aos primeiros, e as horas se passaram.

Nas semanas seguintes, as ideias foram amadurecendo e me acompanhando a qualquer lugar. Trabalhei até tarde, toda noite, para juntá-las em uma obra escrita. Houve um momento em que a julguei acabada, mas foi engano meu. Às vezes acontece. A gente cria uma história e se envolve tanto com ela, como se dentro dela estivesse, que não consegue avaliá-la de forma objetiva.

Afastei-me um pouco. Dei um tempo de descanso para nós todos. Reli com meus olhos, mas como se usasse os olhos de outro alguém. Virei o texto de ponta-cabeça e respirei antes de cortar as sobras — é um exercício difícil desapegar de nossas criações. Ainda contei com o olhar atento de uma amiga querida, que me sugeriu ajustes aqui e ali.

Pronto! Finalmente posso apresentar esta história a quem quiser conhecê-la.

Dizem que um livro publicado não pertence mais a seu autor ou sua autora. Isso porque cada leitor ou cada leitora faz sua própria interpretação do texto, que pode até se distanciar da intenção de quem o produziu. Sendo assim, entrego esta história a você, querido leitor ou querida leitora. Desejo que a receba com o mesmo carinho com que escrevi cada palavra.

A autora.

Sumário

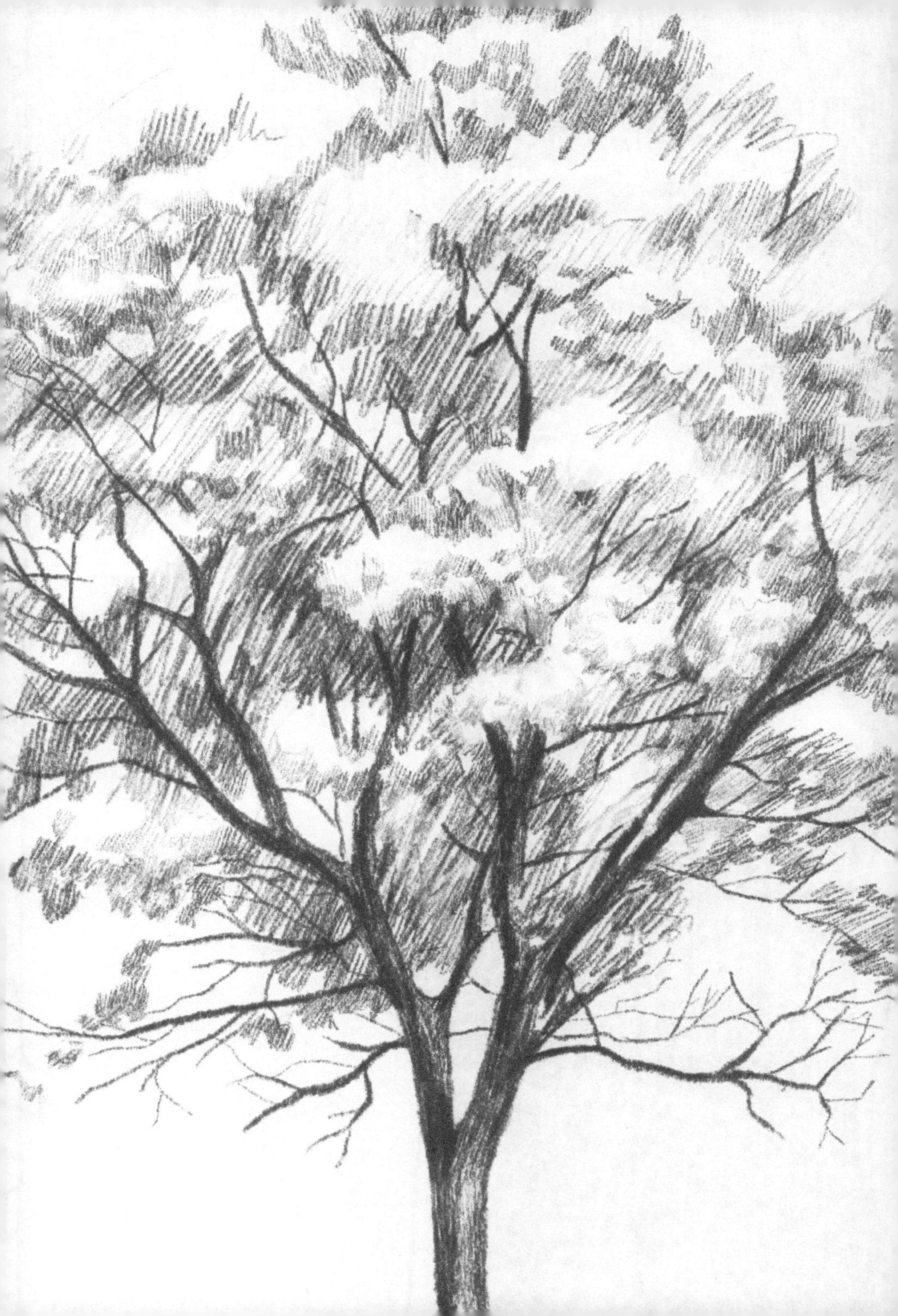

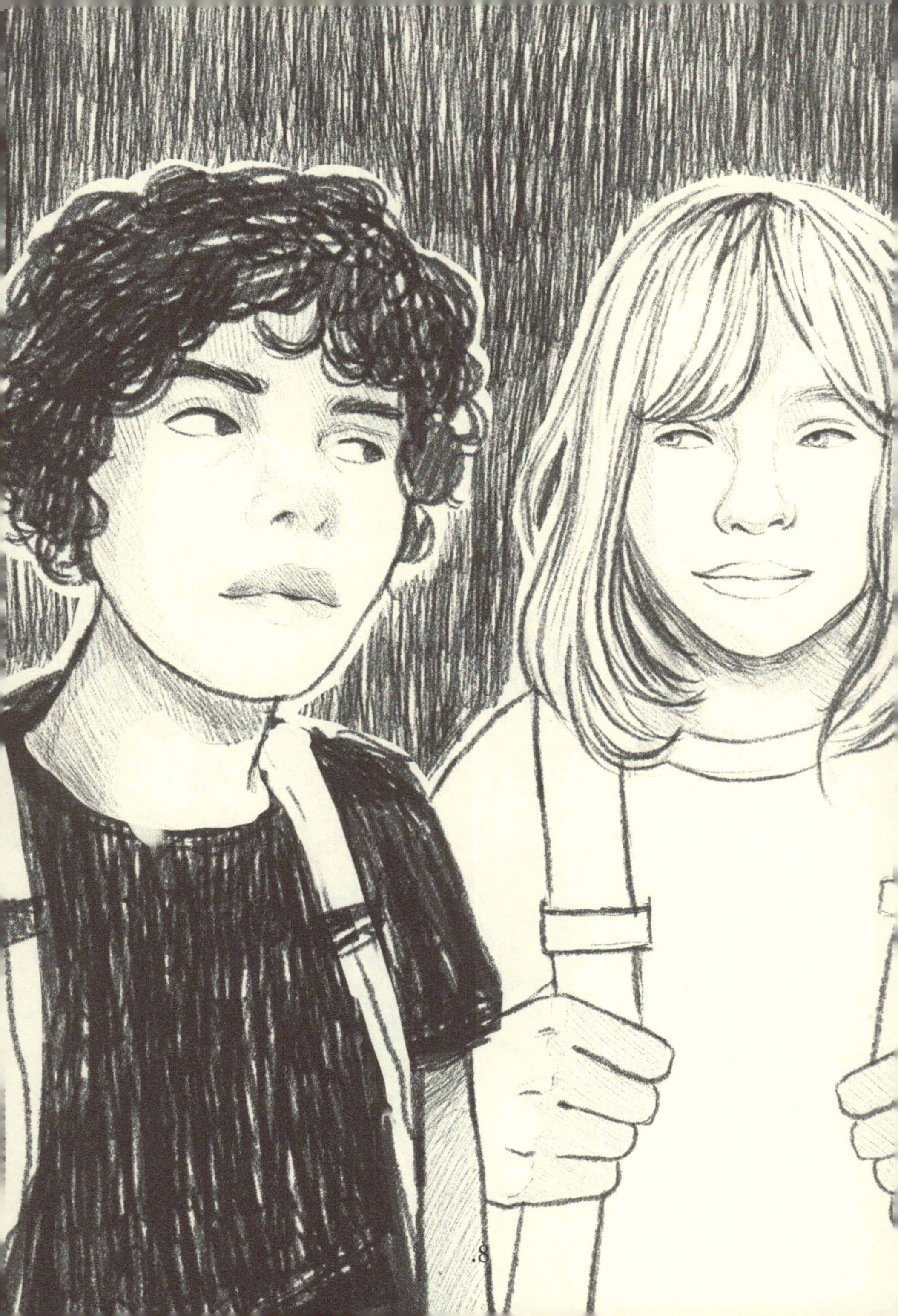

De mansinho

Era um sábado qualquer até surgir a novidade. Enquanto tentava entender a relação entre os conjuntos numéricos: N está contido em Z, que está contido em Q..., um elemento não se encaixou: minha mãe de pé, em silêncio, me observando fazer a lição de casa.

Alguém poderá dizer que não há nada fora do comum em uma mãe observar a filha fazer a lição de casa. Isso seria verdade se ela não estivesse imóvel, com uma expressão de espanto, daquelas que só mostrava quando não sabia que efeitos causariam suas palavras.

Com a notícia, pensei por um instante em fugir de casa. Poderia ir a um lugar onde não tivesse a sensação de não estar mais contida em meu conjunto. Qualquer lugar me serviria. Mas minhas opções eram reduzidas; entre elas só a rua parecia mais concreta. E eu sabia dos perigos de viver sem abrigo. Também não seria tão corajosa. Cogitei então me mudar para a casa da Rebeca.

Ela era minha única amiga na escola. Não éramos exatamente amigas de infância; nos conhecíamos fazia apenas quatro meses. Foi Rebeca a primeira pessoa a falar comigo quando cheguei à escola, nova na cidade. Como se fosse seu dever ajudar na minha adaptação, ao me ver sozinha não hesitou em puxar papo.

— De onde você é? — perguntou ela.

Eu não queria conversar com Rebeca. Não porque a achasse desinteressante. Ao contrário, no primeiro contato vi nela um risco à minha resolução de não gostar da cidade.

Com o tempo fui descobrindo que, apesar de se relacionar bem com todos os nossos colegas, Rebeca não tinha um amigo próximo, não tinha um par com quem estar sempre junto na sala, no recreio ou na saída da escola. Talvez por isso tenha me escolhido para ser sua melhor amiga quando me viu desacompanhada.

Rebeca chegou de mansinho, com seus olhos curiosos e seu jeito pausado de falar. Aquela foi somente a primeira de sua porção de perguntas. Veio tímida, discreta. Logo elas chegaram em enxurrada. Rebeca quis saber onde eu morava e se tinha irmãos. Nada difícil de responder, bastavam uma ou duas palavras. E, quando se sentiu confiante, investigou minhas preferências, minhas opiniões, meus sonhos. Falou da mãe, do pai e dos dois irmãos, de si mesma, de seus gostos e desgostos, de seus desejos para o futuro.

No início, minha cadeira ficava na fileira mais distante da sala e meus passos no intervalo eram sempre em direção oposta aos dela. Mesmo assim, Rebeca insistiu em me seguir, talvez sem perceber meu desprezo, ensinando que, para chegar mais longe, é preciso caminhar devagar, com um pé na frente do outro. Ela acabou me fazendo esquecer a decisão de não ter novos amigos.

A notícia

— Babi, precisamos conversar — minha mãe disse naquele dia, sentando-se à mesa onde eu estudava. Meu padrasto se sentou ao lado. Olharam para mim com olhos amedrontados, como se eu ainda tivesse cinco anos. Ela continuou: — Descobri que estou grávida. Você vai ter um irmãozinho ou uma irmãzinha.

Fiquei em silêncio. Durante o minuto entre o anúncio da conversa e a própria conversa, um irmão foi a única possibilidade que minha mente não alcançou. Eram mais prováveis uma nova mudança de cidade ou a separação de minha mãe e Armando, já que jamais tinham falado em ter um filho. Por que justamente agora, depois de oito anos juntos, resolviam me dar um irmão?

Os adultos podem ser estranhos. Querem que as crianças se alegrem com seus sonhos tanto quanto eles, apesar de não nos consultarem quando elaboram seus planos. Por isso, esperando de mim uma comemoração, minha mãe se chateou com minha reação.

Seu choro e sua reclamação me afugentaram. Fui seguida por meu padrasto, que me implorou para desculpar o nervosismo da minha mãe. Era normal as emoções ferverem durante a gravidez. Pediu que eu não me preocupasse com a chegada do meu irmão ou da minha irmã, porque criança nenhuma tiraria meu lugar na casa. Sempre seria filha deles; era assim que me considerava, e queria que eu também o considerasse um pai.

— Fico feliz que me considere sua filha, Armando, mas daí a considerar você como pai é demais. Meu pai está no Rio, para onde eu vou voltar logo — deixei escapar uma daquelas verdades que não devemos jamais expressar, mas o pensamento não se segurou em seu lugar, me fazendo magoar Armando.

No jantar daquela noite, éramos três pessoas sentadas à mesa sem dirigir o olhar uma na direção da outra. Armando até se esforçou. Falou do trabalho e me incluiu na conversa, e eu não consegui dizer qualquer coisa. Com minha mãe, eu não queria mesmo falar; com Armando, a vergonha me impedia de trocar uma palavra.

Meu padrasto e eu passamos dias nessa dança. Temia encará-lo, embora ele continuasse tentando voltar às boas comigo. Até que um dia, cheia de bravura, me desculpei. Ainda era verdade que não podia tratá-lo como pai. Isso não queria dizer que não o considerasse alguém importante, um dos meus melhores amigos.

Armando era fácil de agradar. Minhas palavras o emocionaram, e ele não exigiu um posto mais alto na minha vida.

Com minha mãe, a reconciliação não foi tão tranquila e rápida assim.

A primeira mudança

Havia chegado a Brasília fazia pouco mais de quatro meses quando minha mãe veio com aquela notícia. Como se já não tivesse sido mudança demais sair do Rio de Janeiro, onde tinha deixado meus amigos e minha rotina. Como se não fosse o bastante abandonar uma cidade realmente maravilhosa para morar em um lugar sem mar e seco como um deserto.

Saí do Rio no dia 1º de fevereiro. Meu pai me deixou no aeroporto em cima da hora da decolagem. Tínhamos passado juntos as festas de final de ano, minhas férias e meu aniversário. Revimos as fotos da nossa única viagem em família. Conversamos sobre nossos melhores momentos. Então, ele relembrou, às gargalhadas, minhas gafes na escola, como quando tropecei e caí durante a dança na festa junina no 5º ano. A história que achava mais engraçada, porém, era a da torta de frango esparramada. A torta, que eu tinha passado a noite preparando com a ajuda da minha mãe para um piquenique no 7º ano, foi ao chão assim que entrei na sala.

— Pensando agora, filha — ele comentou, rindo — a mudança vai fazer bem para você. Como ninguém conhece você em Brasília, lá pode começar uma identidade nova, uma menos atrapalhada.

Minha mãe e Armando já tinham se mudado. Ele foi o primeiro a partir, ainda em novembro. Ela deu adeus ao Rio após o Natal.

Armando foi o culpado pela nossa mudança. Conseguiu um emprego em Brasília, e minha mãe logo pediu transferência para lá. Mas ninguém perguntou minha opinião; nem mesmo Armando veio discutir comigo o assunto. Quando ele foi chamado para assumir o cargo, os dois fizeram planos e apenas me comunicaram a decisão.

Ouvi apenas desculpas ao tentar convencer meu pai a impedir minha partida: seu apartamento era pequeno, ele tinha acabado de se separar da esposa e vivia dificuldades no trabalho. Nada disso justificava sua negação, e eu não pedia muito. Só queria ficar com meu pai na minha cidade natal.

Antes da minha viagem, ele tentou me consolar prevendo que o ano passaria como um foguete, como se não fosse durar tanto quanto os outros, e que eu logo estaria pisando o solo do Rio. Ainda deu seu palpite sobre a impressão que a nova cidade causaria em mim:

— Aposto que vai adorar Brasília. Dizem que é uma cidade tranquila e belíssima. Sem falar na arquitetura.

Solidão

Quem ligava para a arquitetura? Não tinha intenção de ser arquiteta e não entendia a admiração de todo mundo por prédios e pontes, coisas vistas em qualquer cidade grande. Meu pai se enganava ao achar que a tal beleza de Brasília me conquistaria. Nem parecia me conhecer bem.

Mais difícil ainda de compreender era como ele, o homem que prometia me proteger das coisas desagradáveis do mundo, aceitava tão bem nossa separação. Era como se estivesse apressado para me ver a mais de mil quilômetros de distância.

Tive uma sensação estranha dentro do avião. Quanto mais me afastava dos braços do Cristo Redentor, mais me sentia sozinha. Um cutucão me fez lembrar onde estava. Era a senhora ao meu lado, que me perguntou, meio aborrecida, se eu preferia biscoito doce ou salgado (ou bolacha, em suas palavras). No corredor, a aeromoça esperava minha resposta, pronta para colocar o carrinho em movimento. Deu um sorriso largo e repetiu a pergunta da senhora, com um jeito de quem me conhecia de muito tempo antes.

Enquanto olhava pela janela e, mais por passatempo do que por vontade, comia meus biscoitinhos, vi flashes dos meus treze anos vividos no Rio. O calorzinho na barriga que senti na decolagem ficou mais forte quando passamos por uma turbulência e se tornou um queimor no momento em que o comandante anunciou, com uma voz de locutor de rádio:

— Bem-vindos a Brasília! Agora são nove e trinta da manhã no horário brasileiro de verão. Chegamos na hora prevista. Faz sol agora na capital federal, e a temperatura é de 23 graus Celsius. Obrigado por voar conosco!

Fui a última a desembarcar. Logo vi minha mãe à espera, sorridente. E, no caminho para casa, ela ia me mostrando avenidas e edifícios, como se quisesse me provar que havia algo interessante ali, mas eu nem olhava na direção para onde seu dedo apontava.

Chegamos. Ali era a Asa Norte, uma das asas do avião, minha mãe explicou, fingindo-se expert no projeto arquitetônico da cidade. Entramos no apartamento, nem grande nem pequeno, e minha mãe me apresentou meu quarto, que ela e Armando tinham organizado.

— Se quiser, pode mudar tudo — ela disse. — Pode arrumar do seu jeito.

Não havia problema algum com o quarto; era uma cópia do quarto do Rio. As minhas coisas estavam todas ali, arrumadas. Até a roupa no armário tinha sido ordenada como eu gostava. Tinha agora uma escrivaninha e uma luminária novas e encontrei um presente de boas-vindas em cima da cama: um livro sobre a construção de Brasília. Só poderia ser brincadeira! Com isso, comecei a desfazer o trabalho dos dois e passei o dia refazendo tudo ao contrário.

Não desci para caminhar em volta do prédio. Não aceitei o convite do Armando para visitar a Esplanada dos Ministérios, o Congresso Nacional, a Catedral Metropolitana. Não queria conhecer coisa alguma ali nem ouvir alguém me estimulando a olhar com bons olhos para um lugar onde não queria estar.

— Que tal então ir ao cinema ou ao parque? — ele insistiu. — Vai acabar gostando daqui, Babi.

Babi

Babi era um apelido de infância sem qualquer relação com meu nome, como todos diziam ao nos apresentarmos. Mas, em defesa do apelido que me havia dado, minha mãe apresentava uma explicação que não fazia sentido para mais ninguém.

Ela queria me chamar de Bárbara, e meu pai adorava Roberta, o nome de sua mãe. Nenhum dos dois desistia e não havia meio termo: Bárbara Roberta ou Roberta Bárbara não eram boas combinações. Eles também não aceitavam as criativas sugestões da minha outra avó. Esse então foi assunto de discussões incansáveis durante a gravidez até os dois resolverem apostar: quem ganhasse escolheria meu nome.

Como eu disse, os adultos podem ser estranhos. Minha mãe não foi uma boa perdedora e, para não declarar sua derrota, passou a me chamar pelo apelido que me daria se tivesse vencido a aposta. Todo mundo da família a seguiu. Até meu pai acabou se rendendo, embora indignado com a trapaça da minha mãe. Isso porque não teve forças contra tanta gente nem criatividade para inventar um apelido melhor. Assim me tornei Babi, e só era Roberta fora de casa ou nos momentos em que eu deixava meu pai ou minha mãe bravos ou desconcertados.

Quando fui à escola pela primeira vez, o que me fez chorar foi ser chamada por um nome desconhecido. A professora falou aquela palavra estranha enquanto me olhava, esperando uma resposta ou uma ação, e se espantou por não me ver reagir. Ainda no primeiro dia, perguntou a minha mãe se eu tinha problema de audição. Minha mãe riu, deu a explicação sobre o apelido, como se fosse uma história normal, e prometeu conversar comigo.

Aos poucos fui entendendo que Roberta e Babi eram uma pessoa só, e que nada mudava em mim ao ser chamada por um ou outro nome. Passei a atender ao ouvir qualquer das duas opções, embora minha preferência sempre tenha sido o apelido. Roberta parecia um nome sério, de alguém mais velha, da idade da minha mãe ou da minha avó. Apesar disso, desde o anúncio da chegada de outro filho, me irritava ouvir minha mãe me chamar de Babi.

Então por quê?

— Se sua mãe e seu padrasto estão felizes, então por que você tá tão chateada por ter um irmão? — Rebeca perguntou. Tinha mania de interrogar, sentindo-se uma jornalista, e lançava suas questões a qualquer hora, sem se preocupar se a outra pessoa estava pronta para falar de si.

Voltei para casa cismada com aquela pergunta. A partir do momento em que Rebeca a liberou e ela alcançou meus ouvidos, a interrogação se mudou para dentro de mim e lá ficou batucando. Para mim, as perguntas também eram uma obsessão, não as que eu fazia aos outros, mas as que eu fazia a mim mesma. Culpa da minha mãe.

Ainda pequena, minha mãe me treinou na arte da reflexão, como chamava — um exercício ensinado por minha avó que não era nada mais que pensar, pensar e pensar. O que me levava a gostar de bolo de cenoura e não da própria cenoura? O que fazia um filme bom na minha opinião? O que eu achava da escola? Como eu me imaginava dali a dez anos?

— Uma pessoa que não pensa — dizia minha mãe — é escrava dos outros.

A frase era de algum livro, e minha mãe a repetia para me ensinar uma lição, embora não explicasse seu significado. Eu não entendia muito bem a relação entre pensamento e escravidão. Recordava das imagens dos meus livros de História e me perguntava como a técnica da minha avó teria ajudado alguém a se livrar do trabalho forçado, dos maus-tratos, da maldade dos senhores de escravos. Porém sacudia a cabeça quando ouvia minha mãe falar, fingindo concordar com a ideia. Se eu pedisse explicações, ela certamente me mandaria pensar no assunto e não me liberaria até ouvir minha interpretação.

Mas disfarçar não era minha estratégia exclusiva. Muitas vezes, cansada, me recusava a pensar tanto quanto minha mãe queria e soltava um sim ou um não ligeiro, imaginando que ela não perceberia. Como ela raramente se distraía, logo vinha com aquilo que eu mais temia:

— Por quê? Por quê? Por quê?

Eram muitos porquês, de todos os tamanhos e de todas as formas; alguns novos, outros repetidos; alguns fáceis, outros impossíveis de vencer. Ela é que parecia a criança. E só sossegava quando não soubesse mais rebater com uma nova pergunta.

Naquele dia, Rebeca assumiu o papel de questionadora no lugar da minha mãe, e eu fiquei sem palavras. O incômodo que a imagem da criança me causava era tão grande que não conseguia raciocinar sobre por que o sentia. E, por um sucesso do treinamento da minha mãe, também era impossível descansar sem chegar ao fim da última explicação.

Um Cubas!

Então, Brás apareceu. Brás Cubas. Brás Cubas Monteiro. Dei uma boa risada quando ele se apresentou. Brás não se importou. Riu também. Tinha aprendido a rir de si próprio nesse assunto, para que os outros não fizessem graça primeiro.

O encontro foi no Parque Olhos D'Água, um parque ao lado do meu apartamento, quando finalmente resolvi atender à sugestão do Armando e ir a algum lugar além da escola ou do curso de inglês. Nada seria pior do que ficar em casa com aquela notícia rondando nossas cabeças. Caminhei meio sem destino e me sentei. Não vi, a poucos metros, alguém me observando e ouvindo música com um livro nas mãos. Minutos depois, ele veio perguntar, como se me conhecesse:

— Tá tudo na paz com você?

Não estava tão em paz assim. A história da gravidez da minha mãe era como um refrão: indo e voltando, indo e voltando. Não preenchia só meus pensamentos, mas a casa inteira. Era o único assunto de minha mãe e Armando. Eles falavam no nome que dariam a meu irmão ou minha irmã e tinham uma lista para cada um dos sexos. Também discutiam os móveis, as roupas e outros objetos que comprariam para deixar a criança segura e confortável. E passavam horas no futuro quarto do bebê imaginando mil decorações.

Minha mãe e eu tínhamos voltado a nos falar — o que não significava a alteração de nosso sentimento. Ela ainda parecia magoada com a minha reação à notícia, e eu não suportava vê-la pra lá e pra cá falando do bebê. Já não se preocupava se eu estava me adaptando à cidade, se tinha amigos ou se minhas notas na escola eram boas. Não questionava se eu tinha saudade do meu pai, dos meus amigos, do Rio. Embora tão entusiasmado quanto ela, Armando ao menos me perguntava como eu me sentia.

Quase todo dia então eu ligava para meu pai e insistia em morar com ele. Explicava que a situação era insuportável e que eu não me importaria de viver em uma quitinete pequena, nem precisaria de um quarto exclusivo para mim. O problema não era a cidade, que eu ainda odiava, mas a casa — uma casa com espaço somente para um bebê ainda nem nascido.

Ele resolveu falar com minha mãe e descobrir a verdade. Provavelmente não queria mais ser obrigado a repetir diariamente que meu retorno para o Rio era impossível. A conversa só piorou minha convivência com minha mãe: ela agora me acusava de ciumenta.

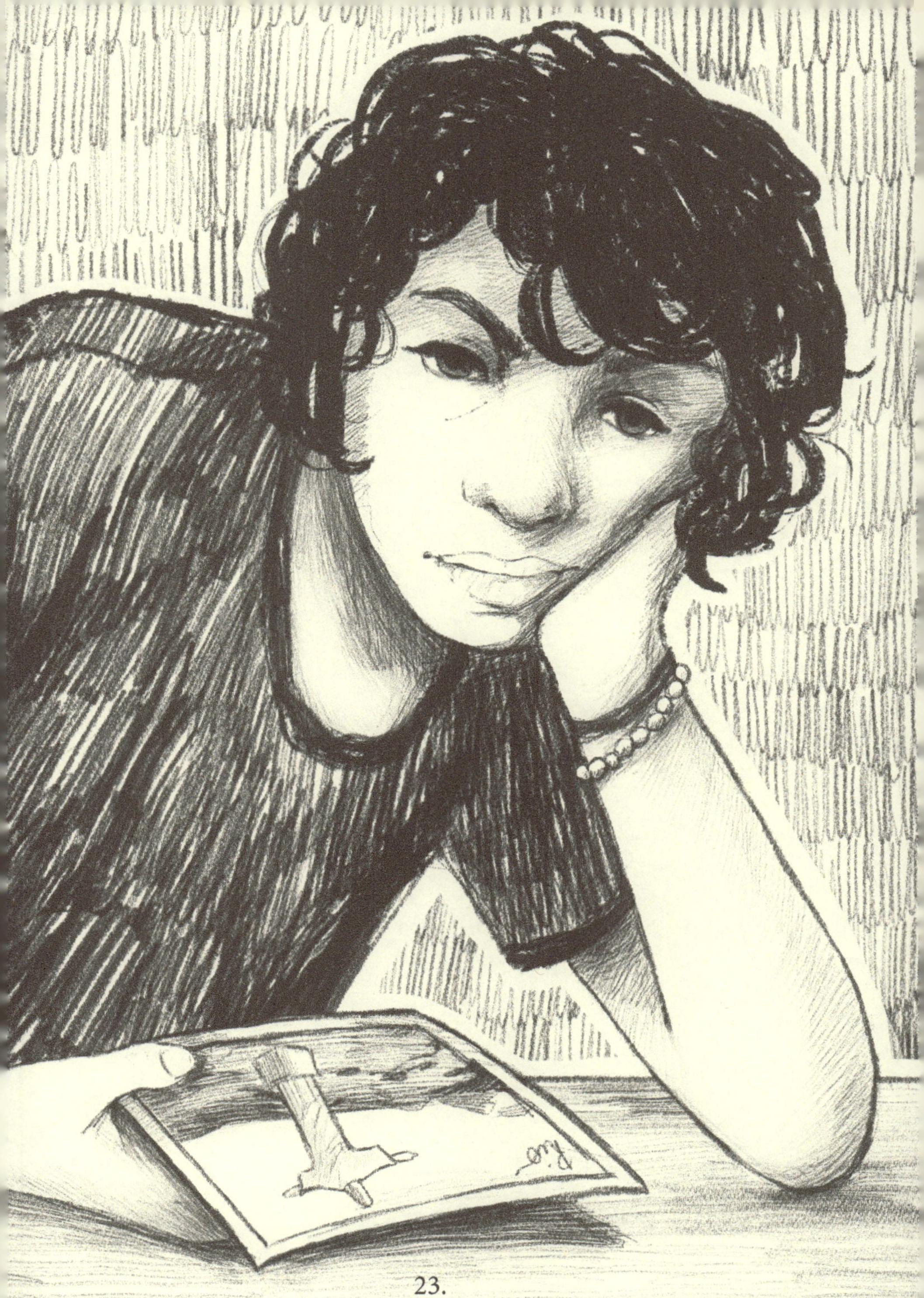

A metamorfose

Naquele primeiro dia no parque, revelei ao Brás apenas meu sentimento em relação à mudança para Brasília. Deixei o menino falar à vontade. Parecendo ansioso por uma conversa, ele fechou um pouco o livro, guardou os fones e desfrutou da oportunidade de ser ouvido.

Contou que sua mãe era professora da rede pública de ensino e dava aulas na escola em que ele estudava. Amava literatura brasileira, tendo uma paixão especial por Machado de Assis, como o nome dele mostrava. Seu irmão também não tinha escapado à homenagem: se chamava Quincas.

— Quando eu morrer, vou escrever minhas memórias lá do além — brincou.

Brás era só um ano mais velho que eu, e, mesmo tendo nascido em Brasília, se sentia metade nordestino — um pouco cearense como o pai, um pouco pernambucano como a mãe — o que provou soltando um "arre égua" ou um "vixe Maria" de vez em quando. E me fez dizer como chamávamos alguns alimentos no Rio, só para ele comparar com a forma como chamavam em Brasília:

— Tangerina aqui é mexerica, sacolé é dindim, e aipim é mandioca.

Brás gostava de ler, mas não era tão fiel à literatura nacional como a mãe. Adorava autores estrangeiros, e lia Kafka naquele momento.

Embora eu já tivesse ouvido falar do autor, ainda não tinha lido qualquer coisa dele. Isso estimulou Brás a me contar detalhes de A metamorfose, que lia pela segunda vez, mesmo com a promessa de não me revelar o final. Além de ter suas próprias explicações, havia encontrado textos e mais textos na internet com todo tipo de análise sobre a transformação do personagem.

Por fim, não mostrando qualquer sinal de irritação na garganta, apesar de não ter parado de falar, Brás gastou mais um tempo divagando sobre a capacidade humana de se adaptar às mudanças. Seria aterrorizante acordar em uma manhã e se ver transformado em um inseto gigante com perninhas curtas, ele declarou, porém isso não nos transformaria totalmente — por dentro continuaríamos as mesmas pessoas, ainda que com uma aparência desagradável. A diferença seria que nos ajustaríamos à situação, aprenderíamos a caminhar com as novas pernas, segurando um corpo transformado, descobriríamos como nos sentir melhor com a nossa nova condição.

— Não é todo dia que a gente vira uma barata, ainda bem, mas, como minha mãe diz, mesmo que as mudanças sejam apavorantes, a gente acaba se acostumando e aprendendo a viver com elas. Ela sempre fala que o homem é um bicho que se adapta a qualquer ambiente.

Era engraçado ouvir aquele garoto falar como se já tivesse passado pelas mais variadas metamorfoses. Era como se eu estivesse de frente para uma das minhas avós contando as vivências de seus quase sessenta anos, dando exemplos de desafios que havia enfrentado. Porém eu não duvidava de que Brás era somente um menino de catorze anos que tinha vivido, no máximo, uma grande mudança. Apenas não se deixava reprimir por sua curta experiência de vida. Construía e manifestava com liberdade suas opiniões.

Traços dos arquitetos

Quebrando mais uma vez a promessa de não fazer amigos, deixei Brás me seduzir. Após encontrá-lo no parque por várias tardes seguidas, aceitei que me levasse para conhecer a Esplanada. Brás tinha prometido a mim e a si mesmo que eu me apaixonaria por sua cidade em poucos meses.

No início do caminho, a aula foi de biologia. Brás falou dos ipês que coloriam as margens da avenida. Eram mais um símbolo de Brasília e floresciam todo ano no período mais seco. As flores apareciam em uma ordem fixa — um baile de cores que duraria até outubro. As roxas, que víamos ali, eram as primeiras. Logo viriam as amarelas, as brancas e as cor-de-rosa. Houve também lições de história. Brás contou que aquela área era chamada de Plano Piloto devido ao nome do projeto para construção de Brasília, escolhido por concurso. O vencedor foi Lúcio Costa, com uma ideia inspirada no sinal da cruz — eram duas linhas que se cruzavam: o Eixo Rodoviário, o Eixão, ao longo do qual ficava a área residencial, e o Eixo Monumental, onde ficava a Esplanada, a Rodoviária, a Torre de TV. As pessoas costumavam comparar o desenho da cidade a um avião, mas Lúcio Costa preferia compará-lo a uma borboleta.

Assim que descemos do ônibus na Rodoviária, Brás deixou o professor de lado e incorporou o papel de guia turístico, falando de cada lugar com propriedade:

— Aqui é a Biblioteca Nacional, aqui o Museu e, lá na frente, o que eu quero mostrar pra você.

Paramos à frente da Catedral Metropolitana.

— Olha pra lá — continuou. — O que vê? Tem gente que enxerga mãos unidas fazendo uma oração ao céu. Eu vejo uma coroa de espinhos... A Catedral foi desenhada por Oscar Niemeyer, como muitos prédios e monumentos por aqui.

A coroa de espinhos se desenhou diante dos meus olhos quando ouvi Brás falar. Admiti nunca ter visto algo parecido. Então achei que, ao entrar, encontraria uma igreja qualquer, não muito diferente das que eu conhecia. E, de repente, lá estava eu girando e girando como uma porta-bandeira só para admirar os vitrais, enquanto escutava Brás dizer que aquelas cores mudavam conforme a intensidade da luz solar. Era como estar no céu, ainda mais com três anjos suspensos no ar. Num canto, Jesus morto repousava no colo da mãe.

— Essa é uma cópia da Pietà, de Michelangelo — Brás informou ao me ver observar a escultura. — A verdadeira está no Vaticano.

Prosseguimos com a expedição, e Brás não parou de apontar e falar de cada prédio que avistávamos. Chegando ao Palácio do Congresso Nacional, mostrou mais conhecimentos:

— A Câmara dos Deputados fica embaixo dessa cúpula virada pra cima, simbolizando que ela tá aberta às opiniões e aos desejos do povo. Já a do Senado, virada pra baixo, representa que essa é uma casa de reflexão, de experiência. O Congresso foi projetado, você deve imaginar por quem.

Na Praça dos Três Poderes, Brás nos fez parar para me explicar que ali se localizavam as casas dos Três Poderes, como o nome da praça indicava, formando um triângulo — de um lado, ficava o Palácio do Planalto, a sede do Poder Executivo; do outro, o Supremo Tribunal Federal, sede do Judiciário; e, no terceiro canto, o Congresso Nacional, sede do Legislativo.

Contornamos a praça, vimos de perto o Palácio do Planalto, e outros palácios e ministérios. Brás ainda queria ir a mais lugares, me ensinar tudo o que sabia sobre a cidade, mas meu cansaço nos impediu de continuar.

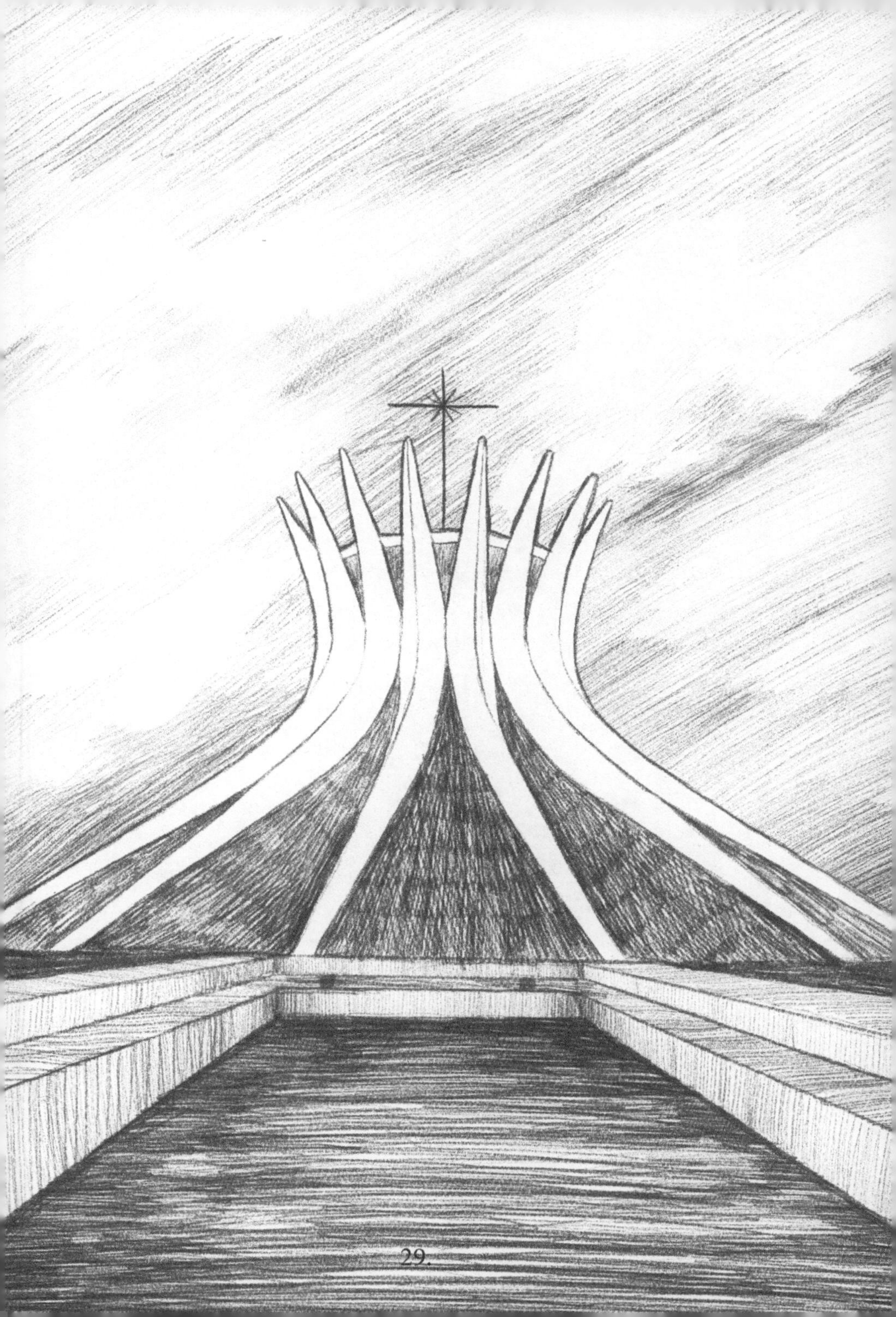

Céu de Brasília

Era um costume compartilhado por meus pais não falar de assuntos de família com pessoas com quem não tivessem intimidade. "O que acontece em casa fica em casa", diziam. E eu não só tinha herdado, como seguia o costume com rigor. Por isso, foi tamanho o susto quando desabei em palavras em uma visita ao Parque da Cidade, esquecendo que Brás e eu mal nos conhecíamos.

Demos voltas e voltas pelo parque e paramos na Praça Eduardo e Monica, onde, depois de reclamar da má conservação do lugar, Brás cantarolou a música, meio sorrindo, meio desafinando. Encerrada a cantoria, deitamos na grama e olhamos para o céu, e ele saiu com mais uma das suas:

— Como pode dizer que não gosta dessa cidade? Dá uma olhada nesse céu. Não parece que ele tá muito perto da gente? Duvido que veja o céu assim no Rio.

Fiz como ele pediu: olhei bem para o céu (até fechei um dos olhos, tentando ver melhor) e, embora pudesse avistar uma imensidão azul, como o mar, não tinha aquela sensação poética de estar mergulhada no céu que Brás relatava. Nessa tentativa, tive uma vontade repentina de falar:

— Minha mãe vai ter um filho.

Brás se alegrou com a notícia. Segundo ele, seria bom ter um irmão ou uma irmã. Ele e Quincas tinham muito em comum, mesmo com brigas frequentes. Além disso, a casa ficaria mais animada com uma criança pequena. Por fim, disse que minha mãe poderia procurar a dele se precisasse de ajuda para escolher o nome do bebê. Rimos, e ele perguntou:

— Você não tá feliz, né? Por quê?

Novamente aquela questão à qual eu não sabia responder. Dessa vez, ao menos desgrudei os lábios, dando às palavras a chance de se libertar. Em poucos minutos, falei até coisas em que nem tinha pensado antes: quando a criança nascesse, eu perderia meu lugar especial; ninguém se preocuparia mais comigo; todo mundo exigiria que eu agisse como adulta, a irmã mais velha; e minha mãe e meu padrasto ainda pediriam minha ajuda com a criança.

Outra vez parecendo experiente, Brás falou que minha insegurança era normal — todo mundo teme as mudanças, apesar de elas nem sempre serem ruins. Relembrou seu discurso de dias antes sobre a facilidade das pessoas para se adaptar às situações, mesmo as mais arrepiantes. Talvez eu me surpreendesse ao ver o bebê e acabasse gostando da ideia, talvez meu sentimento por meu irmão ou minha irmã mudasse quando ele ou ela estivesse em minha frente, assim como o que eu sentia por Brasília já havia mudado.

— Quem disse que mudou? Continuo não gostando daqui e ainda quero voltar pro Rio. Lá é meu lugar.

— Tá bom. Agora, sobre seu irmão, minha mãe diz que eu também não aceitei bem a chegada do Quincas, nem ia ao quarto dele. E um dia ela me encontrou do lado do berço, preocupado porque tinha escutado Quincas chorar. Como eu disse, às vezes ele me irrita e também fica irritado comigo, mas em geral a gente se dá bem.

Ouvindo Brás revelar o vaivém de seu sentimento em relação ao Quincas, voltei a olhar para o céu. Minha visão era diferente agora, e não sei se a causa era a emoção do garoto ao falar do irmão ou o alívio por ter dividido com alguém meu pensamento. Aquela imensidão azul estava tão próxima de nós que era como Brás dizia: parecia que o céu tentava nos engolir, mas de um jeito bom.

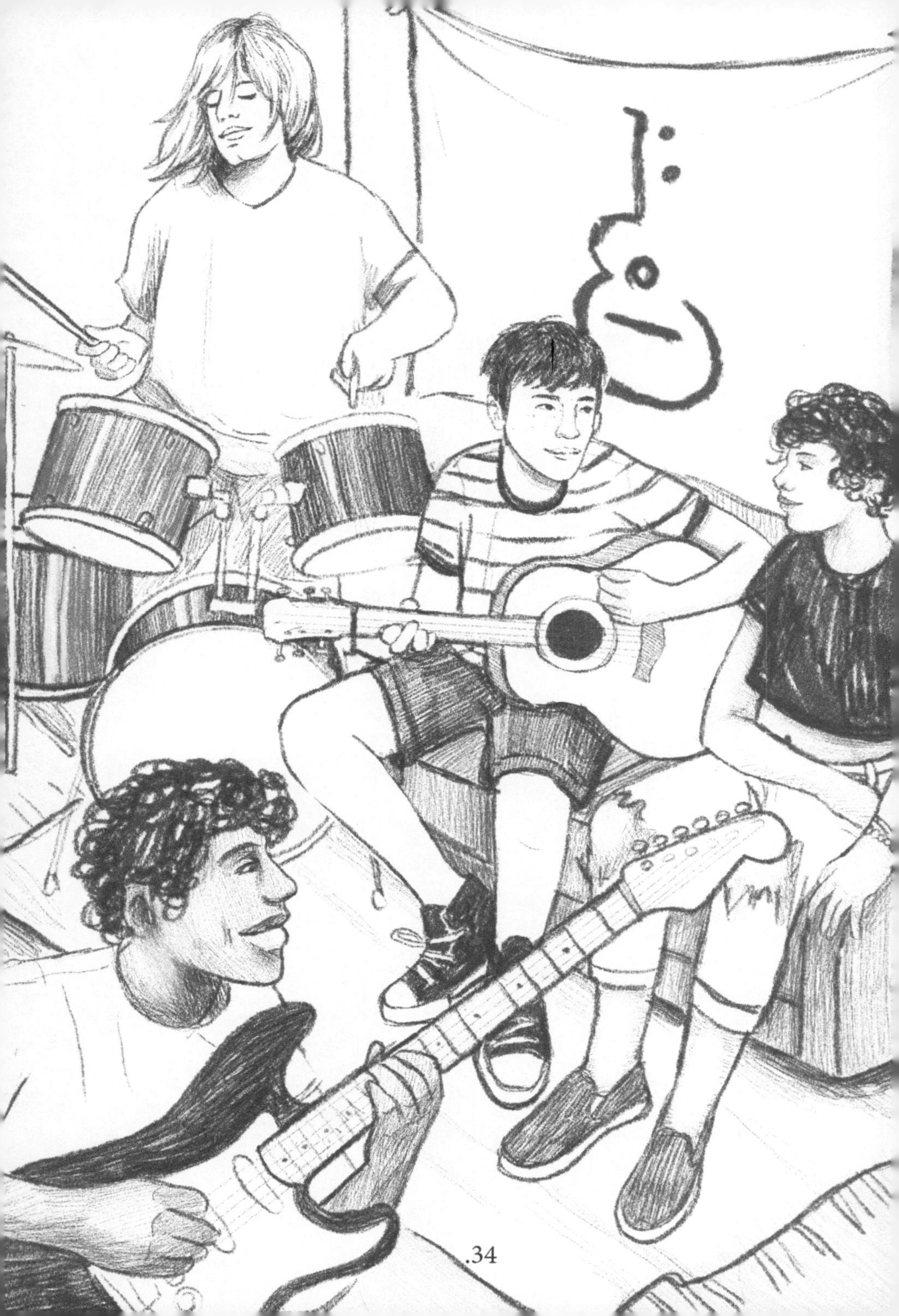

Uma Legião

Imaginar um menino de Brasília fã de Legião Urbana era quase tão comum quanto acreditar que todo carioca gosta de samba. Por isso, no primeiro dia, chutei em pensamento que Brás ouvia música clássica; não parecia um garoto que aplaudiria algo ou alguém admirado por muita gente. Então veio a surpresa: ele não só curtia as músicas do grupo e sabia as letras de cor: também tocava em uma banda que pretendia ter o mesmo sucesso da Legião, apesar de ter composições próprias.

Brás me convidou para assistir a um ensaio. Entramos num ônibus em um sábado à tarde — ele carregando um violão — e partimos para Sobradinho, onde ficava a casa do Camu, o Carlos Manuel, baterista da banda. Lá encontraríamos também o Tadeu, o guitarrista e compositor. No trajeto, falamos de ritmos, bandas e instrumentos musicais. Sem trânsito, chegamos à entrada da cidade em poucos minutos e só ali ele lembrou:

— Dizem que foi numa chácara mais ou menos por aqui que a *Rockonha* aconteceu.

E, para ilustrar seu comentário, Brás colocou Faroeste Caboclo para escutarmos, mas nem chegamos ao trecho que citava a tal festa que não teria terminado bem. Tivemos que deixar a música para a volta.

A banda era recente e ainda precisava de um vocalista, pois nenhum dos três se arriscava no vocal. Na opinião do Camu, não era fácil encontrar alguém que cantasse bem. Tadeu avaliou que o mais complicado era encontrar uma pessoa que também levasse o grupo a sério. Brás disse que, acima de tudo, o quarto componente precisava ser amigável ou, ao menos, não atrapalhar o clima de amizade do trio. Em outras palavras, eles queriam um novo integrante que não saísse do tom nem no palco nem nos bastidores. Sonhavam em sair em turnês pelo país e ter uma multidão de fãs em todos os estados. Queriam ser reconhecidos por seu trabalho, mesmo depois de anos de carreira. Porém seu maior desejo era se apresentar como quatro amigos que se divertiam fazendo música juntos.

Sem mais nem menos, Camu, Tadeu e Brás investigaram meu conhecimento sobre música, com a esperança de ser eu essa pessoa procurada. Assim encerrariam a difícil busca e teriam na banda alguém que um dos três conhecia. Apostei que a ideia viesse do Brás, embora ele não tivesse me ouvido falar nada além dos meus gêneros musicais e cantores preferidos. Com a nossa amizade crescendo, ele certamente pensou que eu preencheria o requisito tão importante.

Neguei qualquer vocação para o canto ou para a música em geral, e os garotos insistiram em me testar mesmo assim. Acharam que eu fosse modesta demais para assumir meu talento ou talvez ainda não o tivesse descoberto. E eu escapei depressa. Sem dúvida, aquele não era meu ramo — preferia a plateia.

Eduardo e Mônica

Brás e eu logo nos tornamos como Eduardo e Monica: a vontade de estarmos juntos só crescia e nos encontrávamos todo dia. Éramos uma versão ao contrário, pois Brás é quem cursava alemão, e eu ainda estava aprendendo o verbo to be. Ele é que era descolado e despreocupado. Ele é quem falava coisas sobre o céu, o horizonte e o Lago Paranoá.

Além do nosso encontro rotineiro no Parque Olhos D'Água, partíamos em uma excursão pelos pontos turísticos vez ou outra, ouvindo música, geralmente da Legião Urbana. Aproveitávamos para observar a mudança nas cores dos ipês e escolher a nossa preferida, até as flores começarem a desaparecer. Em nossa parada final, Brás entoava sua paixão por Brasília. Eu me divertia com seu jeito de quem colecionava sabedoria. Ele ainda gargalhava do meu sotaque chiado, me fazendo repetir palavras que o destacassem, e, ao mesmo tempo, tentava entender o desprezo que eu afirmava ter por sua cidade.

— Eu acho que você tem raiva porque Brasília foi construída pra ser a nova capital do país — ele concluiu um dia. — Assim, ela tomou o lugar do seu querido Rio de Janeiro. Dizem que, naquela época, os cariocas não gostaram nem um pouco da ideia. Ficaram com ciúme. E é isso o que você sente também.

Rimos de sua nova teoria, que Brás repetia dia após dia tentando me irritar. A graça com que dizia essas coisas o impedia de alcançar o objetivo. Em vez de me zangar, eu respondia algo engraçado também.

Às vezes soltava uma das críticas a Brasília do meu acervo pessoal. A melhor forma de provocá-lo, porém, era lembrando que Renato Russo era carioca como eu e tinha vivido seus últimos anos no Rio. Ao ouvir isso, Brás replicava que Brasília era o lugar onde Renato havia formado a Legião e alcançado o sucesso.

Nas tardes de sábado, nosso programa era o ensaio da banda, que finalmente tinha sido batizada: Brás Cubas e os Baianos do Planalto Central — um nome grande que eles riam ao repetir. Diziam representar bem o grupo, porque Brás era o líder, e tanto Tadeu quanto Camu eram da Bahia. A banda só não tinha ainda encontrado o vocalista.

Quando estava com Brás, seja no Jardim Botânico, num ônibus, no parque ou na casa do Camu, a única mudança que vinha a minha mente era a da capital federal para Brasília, que ele mencionava o tempo todo. Já a mudança que me atormentava de verdade, aquela prestes a acontecer em minha casa, eu me deixava esquecer por algumas horas.

Rosa-choque

Um bolo com cobertura de glacê nas cores rosa e azul e um ponto de interrogação no centro. Seria menino ou menina? Era a pergunta que Armando e minha mãe vinham fazendo todos os dias desde a descoberta da gravidez, porém suportaram a ansiedade pela resposta até o dia do chá de fraldas organizado pelas colegas do trabalho dela. Isso comprova o que venho dizendo: adultos podem ser estranhos.

Fiz tudo para não estar ali na hora da revelação. Primeiro expliquei que queria ir ao cinema com Rebeca. Sem resultado, minha segunda estratégia foi implorar, e só convenci Armando. A terceira foi reclamar e chorar, dizer que ninguém mais se interessava por mim e que eu não queria ter irmão algum.

A última tática não foi planejada. As palavras saíram espontaneamente, no desespero por não ter atingido minha meta, e me fizeram entregar aquilo que eu não queria confessar nem a minha mãe nem a Armando, embora não fosse difícil para nenhum dos dois adivinhar o que eu sentia.

Parecendo ter ouvido uma novidade, minha mãe mergulhou em um pranto irritante, e discutimos por muito tempo. As duas gritando, uma de cada lado, e Armando no meio, tentando nos fazer pensar melhor e pedir desculpas. Minha mãe ligou para meu pai e ordenou que ele me aconselhasse a mudar, porque, segundo ela, eu tinha me tornado uma adolescente intolerável.

Não escapei do chá e, como castigo, fui obrigada a ajudar a receber as convidadas, servir as comidas e as bebidas, organizar as fraldas e arrumar o apartamento quando todas saíram. A pior parte foi presenciar Armando e minha mãe cortando o bolo da descoberta, com recheio cor-de-rosa.

Minha mãe ficou radiante como se aquela fosse sua primeira filha. Dizia que o sexo do bebê não importava, mas estava claro que preferia uma menina. Armando também parecia satisfeito. Os dois agora poderiam completar o enxoval e a decoração do quarto, decidir o nome, imaginar o futuro da nova garotinha da casa.

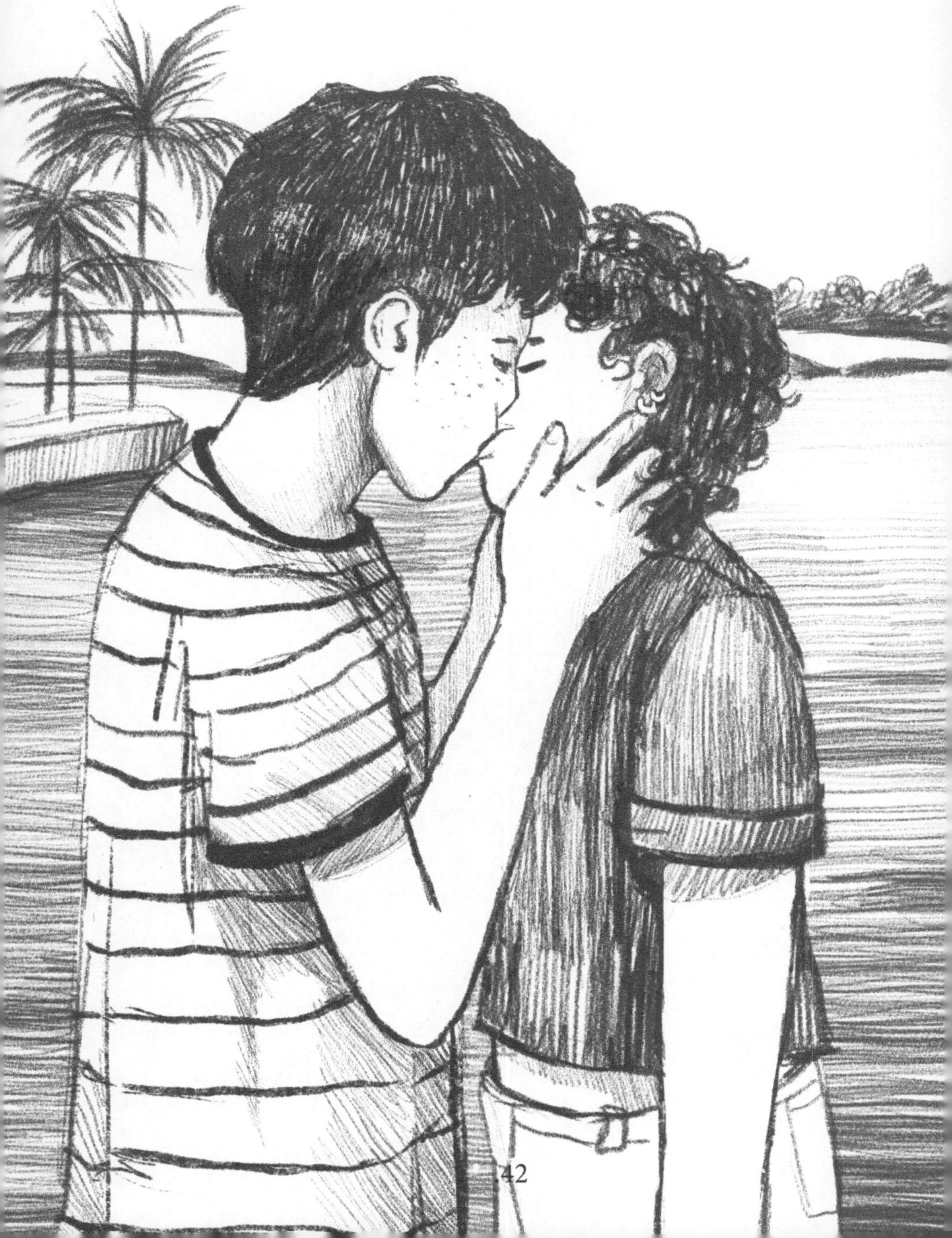

O horizonte

Para melhorar meu ânimo, Brás me convidou a um passeio no dia seguinte. Pegamos um ônibus, fizemos uma caminhada e chegamos ao Pontão do Lago Sul. Lá, sentados lado a lado na orla do Lago Paranoá, vendo o céu que Brás tanto admirava e a água azul, que parecia uma coleção de cristais refletindo a luz do sol, a prometida paixão me alcançou.

— Quem precisa de mar com uma vista dessas? — era o incansável Brás.

— Verdade. Quem precisa?

Ele se surpreendeu e me encarou depressa. Em silêncio, olhamos para o mesmo ponto — o horizonte, que Brás dizia não enxergar bem em Brasília; para ele, o solo e o céu se tornavam lá uma coisa só. Então senti sua mão tocar a minha. Não me assustei, não retirei a mão, nem mesmo olhei para ele. Brás também não me olhou. Continuou a contemplar o céu, o lago, o horizonte que ele não via e a Ponte JK lá longe, ainda segurando minha mão. De repente, dissemos juntos que era hora de ir.

Levantamos, e nessa hora nos olhamos outra vez. Brás se aproximou e me beijou, como se não soubesse bem o que fazer. Isso não foi problema para mim, que também não sabia coisa alguma sobre o assunto. Era tão estreante quanto ele. E, quando o rápido beijo terminou, saímos caminhando de mãos dadas sem dizer uma palavra. Pegamos o ônibus do mesmo jeito, somente com as mãos se tocando.

Chegando à entrada do meu prédio, Brás soltou minha mão e se despediu, como fazia todo dia, apenas com um "até amanhã", de longe, como se aquele tivesse sido um dia comum. Continuou andando naturalmente, sem nem se voltar para me ver parada, olhando para ele, tentando entender o ocorrido entre nós. Caminhei pensando, peguei o elevador pensando e, em casa, continuei pensando até dormir.

No dia seguinte, deixei Rebeca agitada com a novidade e inspirada para fazer sua especialidade.

— Não disseram nada? — perguntou. — Ficaram em silêncio? Por que não ligou pra ele? E o que vão fazer agora?

Rebeca me fez pensar outra vez. Com suas perguntas, me obrigava a olhar para um horizonte que era como em Brasília: eu não o enxergava bem.

O espanto

À noite, Armando e eu ficamos a sós. Sentamos para jantar juntos, embora eu me sentisse sozinha, esquecida do meu padrasto na cadeira à frente. O silêncio deve tê-lo incomodado. De uma hora pra outra, questionou se eu ainda estava chateada com o chá de fraldas e se desfez em previsões antes de ouvir minha resposta: nada mudaria com a chegada da minha irmã e tudo ficaria bem entre mim e minha mãe em breve.

Dessa vez, Armando nem chegou perto dos fatos reais. Eu pensava mesmo era em Brás, no encontro no Pontão, nas perguntas da Rebeca e no horizonte. Poderia ter confirmado a suposição do Armando e reclamado da forma como eles vinham me tratando, mas após ouvir todo o discurso acabei negando que fosse aquele o tema do meu pensamento.

Ele então perguntou por meu amigo Brás, sem conhecimento algum de que agora se aproximava do assunto que merecia minha total concentração. E, mais uma vez, deixei a verdade escapar:

— Brás me beijou. Não sei o que será da gente agora. Não sei se ainda vamos ser amigos como antes.

Armando parecia preferir discutir os problemas envolvendo o nascimento de sua filha. Com certeza não estava preparado para encarar o primeiro beijo de sua enteada ou dar conselhos amorosos. Não naquele momento. As palavras, que Armando tinha de sobra no início da noite, fugiram todas com minha revelação.

Com sua reação, tive a sensação de ter cometido um erro e pedi licença para sair da mesa. Queria fugir da expressão de espanto do Armando, me arrepender por ter falado demais. Minha mãe chegou nessa hora, não dando espaço para ele me impedir de me afastar. Notou algo anormal e talvez não tenha acreditado quando nós dois garantimos que tudo estava como sempre.

Um pouco mais tarde, Armando entrou no meu quarto, meio constrangido, como se ele tivesse sido beijado. Sentou na beirada da cama, tentou me distrair com um comentário sobre uma foto no porta-retratos e levou alguns minutos para começar a falar:

— Desculpa se agi de forma estranha, Babi. Você me pegou de surpresa. Sei que não é mais aquela menininha que conheci, mas não foi fácil ouvir que um garoto beijou você... Bem, sobre seu amigo, acho que vocês precisam conversar sobre o que sentem e descobrir juntos o que querem fazer daqui pra frente.

A razão

Encontrei outro Brás Cubas, um garoto envergonhado. Nada de livro ou fones de ouvido. Nenhum sorriso ao me ver chegar. Seus olhos bailavam fugindo dos meus, ele tossia e apertava as mãos de segundo em segundo, revezando com um coçar de cabeça. Seus passos eram tão repetidos como numa coreografia ensaiada.

Foram minutos observando esse movimento, à espera de uma palavra, até eu perceber que deveria iniciar a conversa, embora não soubesse por onde começar. Parecia calma. Isso porque não me rendi a um tique nervoso. Só eu sabia o quão desconfortável era estar ali, ainda mais diante de alguém que nada dizia e estava à beira de um ataque.

Fingir ter esquecido o beijo teria sido uma boa alternativa, porém eu apostava que o fingimento não nos levaria de volta ao que éramos antes. Então, com um suspiro, busquei me encher de toda a coragem que, por acaso, estivesse perdida no ar e, de uma vez só, perguntei se Brás sabia por que havia me beijado de surpresa. E a resposta veio musicada:

*"Quem um dia irá dizer que existe razão nas coisas feitas pelo coração?".**

Ele sorriu, eu sorri, mas ainda queria uma resposta de verdade. Talvez a paisagem do lugar tivesse inspirado o beijo. Talvez os culpados fossem o sol, o céu, o horizonte, o lago. Talvez meu primeiro encantamento com a cidade tivesse mexido com ele.

* Trecho da música Eduardo e Monica, de Renato Manfredini Júnior, gravada pelo grupo Legião Urbana (EMI, 1986).

Parecendo mais valente agora, Brás me perguntou, de um jeito sério, qual era a necessidade de justificar um beijo trocado com naturalidade por duas pessoas que se gostavam. Foi uma pergunta-resposta um tanto confusa que levei alguns segundos para entender e com a qual concordei ao final. Por que eu exigia explicação para algo que não devia ser explicado? Quem sabe as coisas do coração não tivessem mesmo razão?

— Roberta, eu gosto de você — continuou — e acho que gosta de mim. Então, por que perder tempo com análise?

Foi assim que começamos a namorar, embora não tenhamos falado em namoro. Não foi necessário algum de nós dizer essa palavra em voz alta para compreendermos o que um seria para o outro a partir dali. Tocávamos o mesmo acorde. O problema era descobrir o que afinal faríamos de diferente se já nos víamos todo dia. O que, além do beijo, caracterizaria a nova relação?

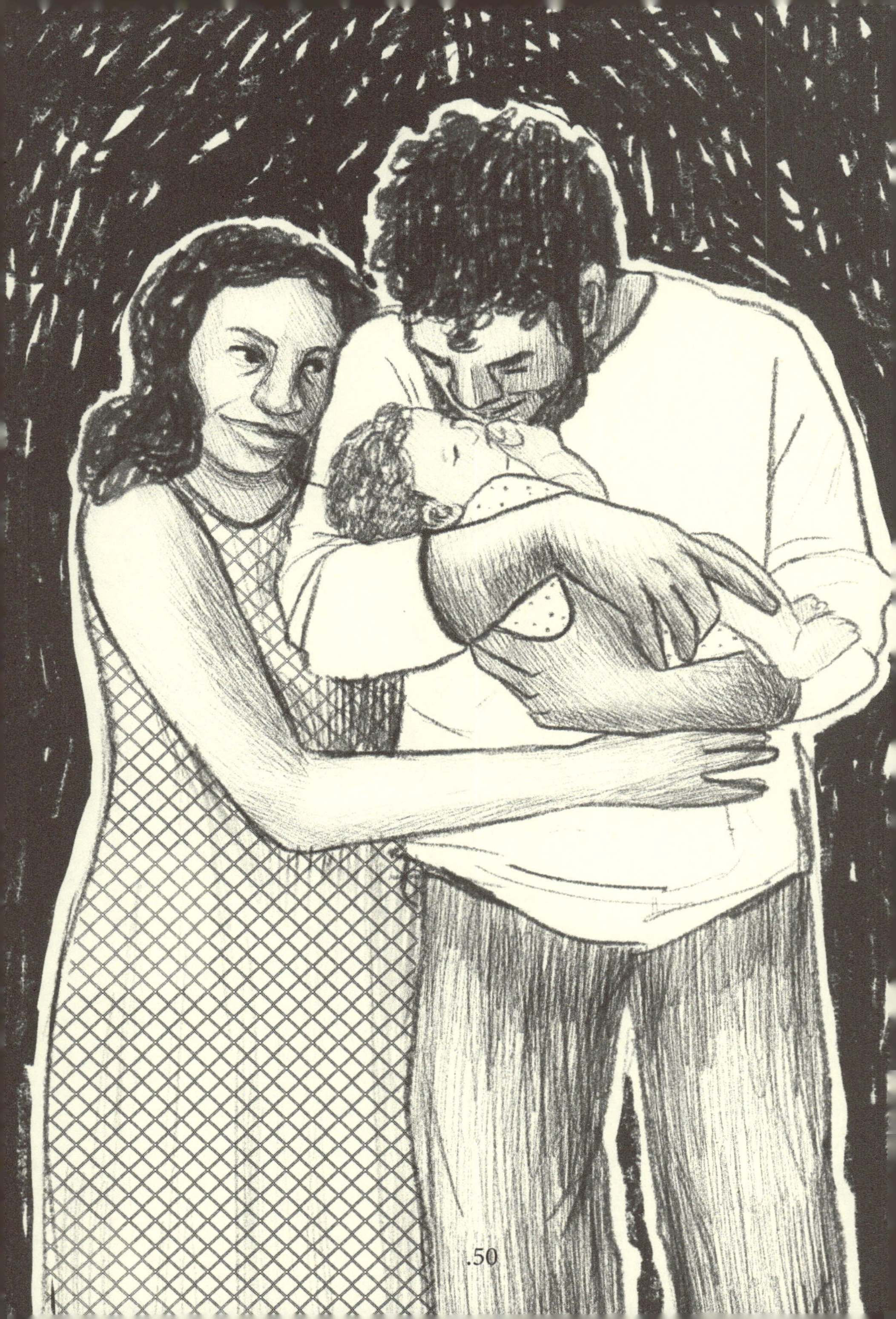

Ana

Enquanto Brás e eu ajustávamos nossa vida ao novo tema musical, minha irmã chegou. Minha mãe e Armando decidiram, sem discussão ou aposta, chamá-la de Ana. Simples assim. Apenas três letras, sem segundo nome, sem homenagem a mães ou personagens de livros. Ana aprenderia facilmente a escrever essa palavra e não receberia apelidos com sílabas do seu nome, a não ser que o colocassem no diminutivo.

Logo nos primeiros dias de vida, Ana fez as promessas do Armando se romperem: meu espaço, que eu já não sentia tão grande, diminuía pouco a pouco. O primeiro sinal foi no meu aniversário de catorze anos, exatamente uma semana depois do nascimento da minha irmã. Ela ainda não tinha sido liberada do hospital. Por isso, nem tivemos comemoração em casa. Recebi dos meus pais e do Armando um "feliz aniversário" por telefone. Rebeca me presenteou e Brás me levou para um novo passeio: começamos na Torre de TV e terminamos na quadra onde Renato Russo tinha vivido ao chegar a Brasília.

Ao se mudar para casa, Ana conquistou todos os olhares, os ouvidos, os pensamentos, os sorrisos. Minha mãe passava quase as 24 horas do dia atendendo aos chamados da minha irmã, tentando descobrir quais eram os motivos de seu choro, inventando formas de fazê-la se sentir melhor. Armando chegava do trabalho diretamente para o quarto da filha e lá passava parte da noite admirando-a, trocando fraldas, fazendo planos com minha mãe, preocupando-se com qualquer movimento ou ruído vindo do berço.

Além de minha mãe e Armando de plantão, visitantes e mais visitantes entraram e saíram da casa, e os parentes distantes ligavam diariamente para saber sobre minha irmã. Até meu pai telefonava vez ou outra com esse objetivo. Rebeca e a banda decidiram aparecer, e Tadeu ficou tão encantado com Ana que prometeu escrever uma música dedicada a ela naquele mesmo dia.

Enquanto isso, eu buscava uma atividade em que me concentrar — o que era impossível ouvindo os sorrisos, as conversas ou o choro no quarto ao lado. Se resolvia ouvir música para não escutar o barulho, minha mãe me mandava desligar o som para não incomodar Ana. Se ficava no quarto ou saía com Brás, minha mãe me acusava de evitar minha irmã. Se observava Armando e minha mãe paparicando Ana, minha mãe desconfiava de que eu estivesse julgando os dois em pensamento. Tudo o que eu fazia (ou não) incomodava minha mãe.

Sob nova liderança

Confirmei a opinião da minha mãe sobre mim. Dei um show na frente do Brás, do Camu, do Tadeu e da vocalista, a Micaela. É que vi Brás e a menina rindo como dois amigos durante o ensaio, como ele e eu ríamos juntos. Envergonhado, ele me chamou para conversar fora da casa.

A nova vocalista apareceu de repente, em um sábado qualquer, mas não era uma desconhecida: era da turma dos três garotos, e todos eles estudavam juntos desde o 6.º ano. Durante uma conversa na hora do intervalo, Brás descobriu que ela gostava de cantar e a convidou para um ensaio da banda. Após um teste, o trio a nomeou a nova integrante do grupo. Desde então, Mick, como eles a chamavam, era presença certa na casa do Camu.

Micaela não era da Bahia. Era brasiliense como Brás. Porém achou o nome da banda engraçado e disse que não precisavam mudá-lo por sua causa. Com isso, conquistou na hora os três meninos, que repetiam o quanto Mick era descomplicada. Acho que Camu e Tadeu começaram ali a se apaixonar por ela.

Micaela não era desagradável. Ao contrário, era simpática e engraçada. Eu é que me esforçava para não gostar dela. Ela tentava puxar assunto comigo, e eu quase não dizia nada. Mick brincava que as únicas meninas da banda precisavam se unir, me incluindo em um grupo do qual eu não era parte de verdade, e nem isso me fazia simpatizar com ela.

Como Rebeca, no início das aulas, Micaela parecia não perceber meu distanciamento. Todo sábado, me perguntava por minha semana e por minha irmã e me pedia para avaliar a performance do grupo.

Brás Cubas e os Baianos do Planalto Central amavam Micaela, que substituiu Brás na liderança da banda: o que Mick dizia era obedecido, as músicas tocadas eram as que ela escolhia, as notas e o volume do som eram definidos por ela. Nem Brás nem os baianos tinham mais opiniões próprias. Felizmente Mick fazia as melhores escolhas.

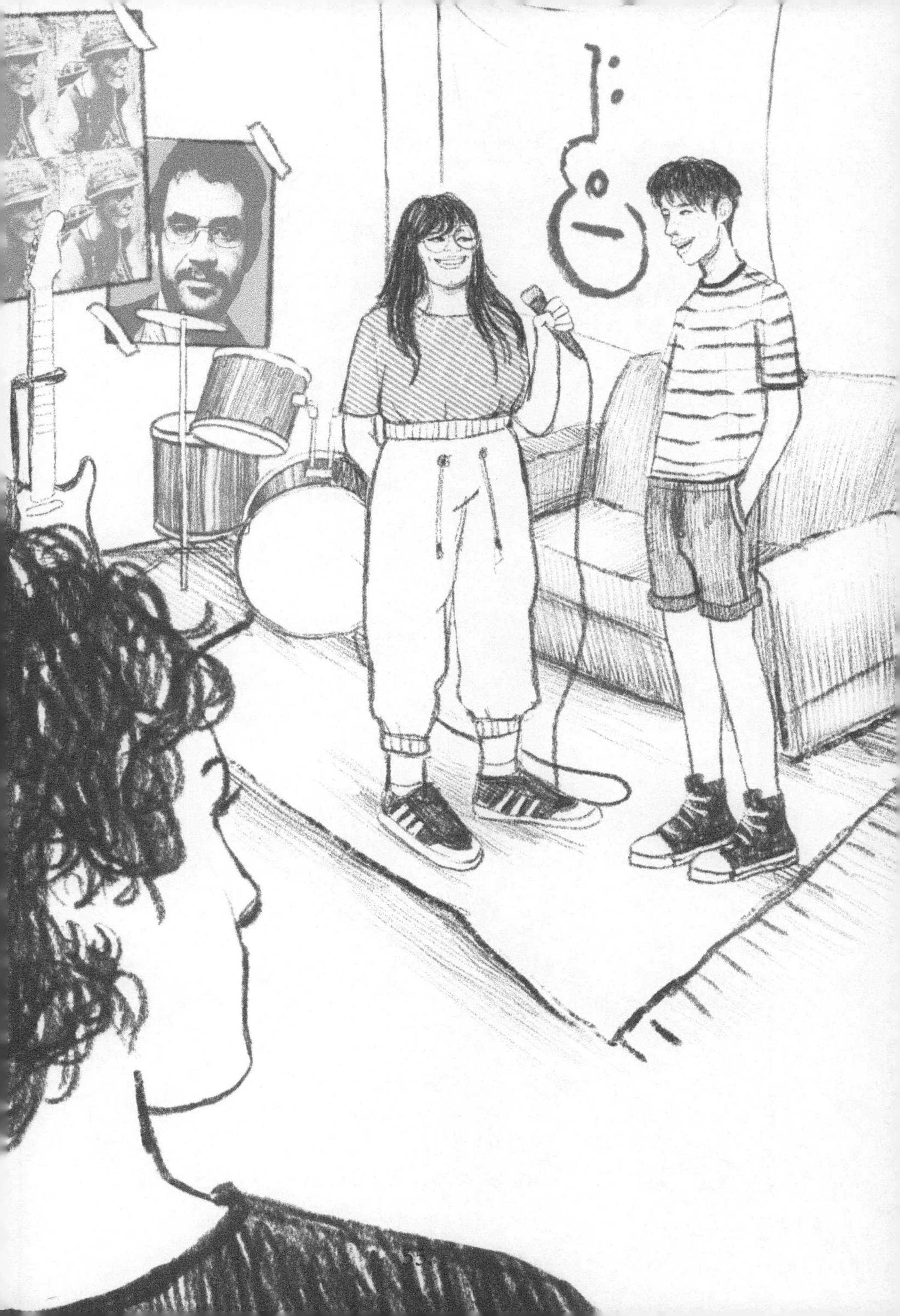

A nova capital

"O principal objetivo da mudança da Capital Federal para o Planalto Central foi estender o progresso ao interior do país. A mudança da Capital, portanto, pretendeu diminuir as desigualdades regionais", afirmava o livro que ganhei ao chegar a Brasília e demorei a abrir. Quando discutimos esse trecho, Brás concordou com o autor. Tinha estudado na escola, no ano anterior, que uma das finalidades da transferência da capital do Rio de Janeiro para Brasília teria sido proteger a sede do governo de eventuais ataques externos ou de revoltas internas. A mais importante, porém, teria sido desenvolver regiões esquecidas e pouco povoadas, com o deslocamento do centro de decisão para o coração do Brasil. Segundo Brás, aqueles que se opuseram, à época, não queriam repartir suas vantagens com os brasileiros de outros lugares, porque isso significava perder sua superioridade.

Não era difícil aceitar o argumento que o autor do livro e Brás defendiam, mas eu perguntei e Brás não soube responder se teria sido justa com o Rio de Janeiro uma mudança depois de quase duzentos anos como capital do Brasil. E com as pessoas? Mesmo sabendo dos possíveis benefícios para o restante do país, teria sido agradável para aqueles cariocas ou moradores do Rio obrigados, como eu, a migrar para Brasília e se adaptar a uma cidade diferente?

No dia da minha cena na casa do Camu, não me desculpei com Brás e fui embora enfurecida. Dias se foram até eu procurá-lo e admitir meu exagero. Ele disse não ter entendido minha reação. Ele e Micaela eram só amigos.

— Mick é legal — ele continuou — e gosta de você. Por que não tenta ser amiga dela?

Novamente os porquês. Como se fosse fácil responder por que estar perto da Micaela me perturbava tanto. Crianças também podem ser estranhas. Brás achava que eu ainda evitava as amizades de Brasília para não me apegar à cidade. Meu pai opinava que isso era ciúme mesmo e que ciúme não tinha explicação. Rebeca, com sua mania de analisar tudo, dizia que eu tinha medo da Mick roubar meu espaço.

— Se, como você disse, Micaela tem tanto poder sobre os meninos da banda — Rebeca concluiu — é normal que se sinta ameaçada por ela. Você sentiu a mesma coisa quando soube da gravidez da sua mãe, e ainda sente agora que Ana nasceu.

Para viver com tranquilidade, eu tentava não levar muito a sério as observações da Rebeca e, mesmo assim, ela me fez pensar mais uma vez. Recordei algo que parecia não ter relação alguma com o assunto: a transferência da capital. Era possível que os cariocas tivessem sentido ciúme ou medo de encarar a mudança que a perda do status traria. No "caso Mick", eu talvez fosse o Rio de Janeiro, temendo uma cidade que, mesmo recém-construída, poderia se tornar mais importante que eu. Sabia que a amizade entre Brás e Mick fazia bem aos dois, porém não me sentia preparada para repartir com alguém minha vantagem, se isso retirasse de mim o papel de destaque na vida dele.

Claro que não dividi essa conclusão com ele. Somente concordei com sua opinião sobre Mick e prometi ser amiga dela. A experiência do Rio de Janeiro mostrava que a mudança não havia afastado a importância da cidade. O Rio não era mais a capital federal, mas continuava lindo, apesar dos problemas. Por isso, decidi me esforçar para aceitar mais uma metamorfose. Afinal, deixar alguém participar da vida dele não me faria perder todo o meu espaço. Assim, com uma só ação, eu agradaria ao Brás e retiraria de mim o ciúme, ou o medo, fosse lá o que sentia.

Fora do tom

Juntando letra e melodia, Brás e eu criamos nossa nova relação. Seguimos os exemplos ao redor ou as nossas lembranças de filmes e livros. Trocávamos mensagens amorosas várias vezes por dia. Conheci sua mãe, seu pai e o Quincas, e almoçava na casa deles domingo sim, domingo não. Apresentei Brás a minha mãe e Armando. Se não estivéssemos juntos, sabíamos onde o outro estava. E ele compôs sua primeira música em minha homenagem. Para estar sempre ao seu lado, eu tinha até me recusado a passar as férias no Rio.

Mas nem tudo eram canções entre nós. Parecíamos desafinando aos poucos. Primeiro fui eu com o ciúme ou o medo de perder meu lugar para Mick. Depois foi ele que me chocou com um comportamento esquisito.

Rebeca concluiu que precisávamos ter mais amigas na escola e marcou em sua casa um encontro com três meninas da nossa turma. Foi uma surpresa que eu tenha gostado da ideia. Provavelmente precisava de um momento somente com meninas ou falar de coisas sobre as quais não conversava com Brás. Houve tempo em que nem Rebeca eu via fora da escola.

Brás não aprovou o evento. Era justamente no horário do ensaio da banda e eu não estaria presente na casa do Camu pela primeira vez. Brás imaginou que eu não quisesse mais sua companhia. Discutimos. Fui ao encontro mesmo assim, de mau humor, e não me diverti. Enquanto as meninas falavam sobre nossos colegas de sala e me incentivavam a me esquecer do meu namorado por algumas horas, eu pensava apenas em minha briga com Brás.

Fizemos as pazes. Só que não demorou para uma nova confusão aparecer. Na saída da aula, aceitei o convite da Rebeca para almoçar em sua casa. Distraída, não via as mensagens do Brás. Então, ele estava furioso depois. Reclamava que tinha se preocupado comigo, que queria ter me encontrado naquela tarde, que eu precisava avisá-lo antes de sair a qualquer lugar.

Apegada ao que sentia por Brás, desculpei seu comportamento dias depois, embora ele nem tivesse enxergado algo errado ou pedido desculpa. Se até Eduardo e Monica brigavam e se entendiam, por que nós dois seríamos diferentes? Errar uma ou duas notas não prejudicaria nossa harmonia geral.

A inspiração musical

— Brás, precisamos conversar pessoalmente — eu disse ao telefone, com o tom de voz que minha mãe ou meu pai usavam quando queriam me dar notícias ruins. Não queria assustá-lo. Por isso, ensaiei a frase diversas vezes. No fim, não houve uma maneira melhor de anunciar a conversa. Ele pareceu assustado, ainda mais porque tínhamos acabado de chegar do ensaio da banda e eu tinha dado o mesmo tchau de todo dia.

Mick cantava com voz suave, levantando o tom aqui e ali, nos momentos certos. A canção era nova e falava de um amigo que queria algo mais, que escrevia o nome da pessoa amada em todos os lugares — uma composição do Tadeu claramente dedicada à vocalista. Acho que só mesmo Micaela não sabia da paixão do colega de banda por ela. Esse sentimento já tinha inclusive estremecido a amizade do garoto com Camu, cansado de ouvir músicas com declarações de amor para Micaela. Foi Brás quem interrompeu uma briga dos dois e os fez desistir de abandonar a banda. Afinal, a garota não parecia interessada nem em um nem no outro.

Ouvindo aquela história sobre dois amigos que não se separavam e tinham tamanha admiração um pelo outro, pensei em Brás e em mim, em como ele tinha me conquistado e se tornado meu maior amigo quando eu nem queria uma nova amizade. De repente, senti saudade de antes: das voltas por Brasília, dos encontros no parque, das conversas sobre os ipês, o céu ou outros temas que jamais teria imaginado que renderiam tanta discussão. O estranho era que Brás continuava ao meu lado e, naquele momento, me olhava enquanto tocava as cordas do violão. Em seguida, piscou e sorriu para mim.

Voltei para casa ouvindo Brás falar que aquela nova música tinha irritado Tadeu a ponto de pensar outra vez em deixar o grupo. Brás dizia que os dois companheiros de banda já passavam do limite e que conversaria com eles na escola. A música era bonita, Brás reconheceu, embora realmente fosse uma declaração de amor escancarada. Por outro lado, Camu não tinha o direito de proibir alguém de falar de seus sentimentos.

Após me despedir dele, encontrei minha mãe sentada no sofá, amamentando. Já ia passando diretamente para o quarto quando ela me impediu.

— Aconteceu alguma coisa, Babi?

Havia tempo que minha mãe não falava em algo além de minha irmã. Por isso, quando puxou papo, minha primeira vontade foi ignorá-la. Parecendo adivinhar minha intenção, ela repetiu a pergunta. Foi aí que contei como tinha me sentido naquela tarde ao ouvir Micaela cantar. Imaginei que minha mãe viria em seguida com seus 'por quês?', mas ela me surpreendeu:

— Já contei como foi minha relação com seu pai? Nos conhecemos ainda na escola. De repente, passamos a dividir nossos pensamentos, nossos medos, nossas alegrias. Estar com ele era o melhor momento do dia. Então resolvemos deixar de ser só amigos. Foi quando engravidei. Tudo indicava que seríamos o melhor casal do mundo. E depois de muitas brigas percebemos que tínhamos nascido para nos amar, sim, mas não como namorados.

A mamada terminou e a conversa também. Minha mãe voltou a se fechar no mundo da Ana.

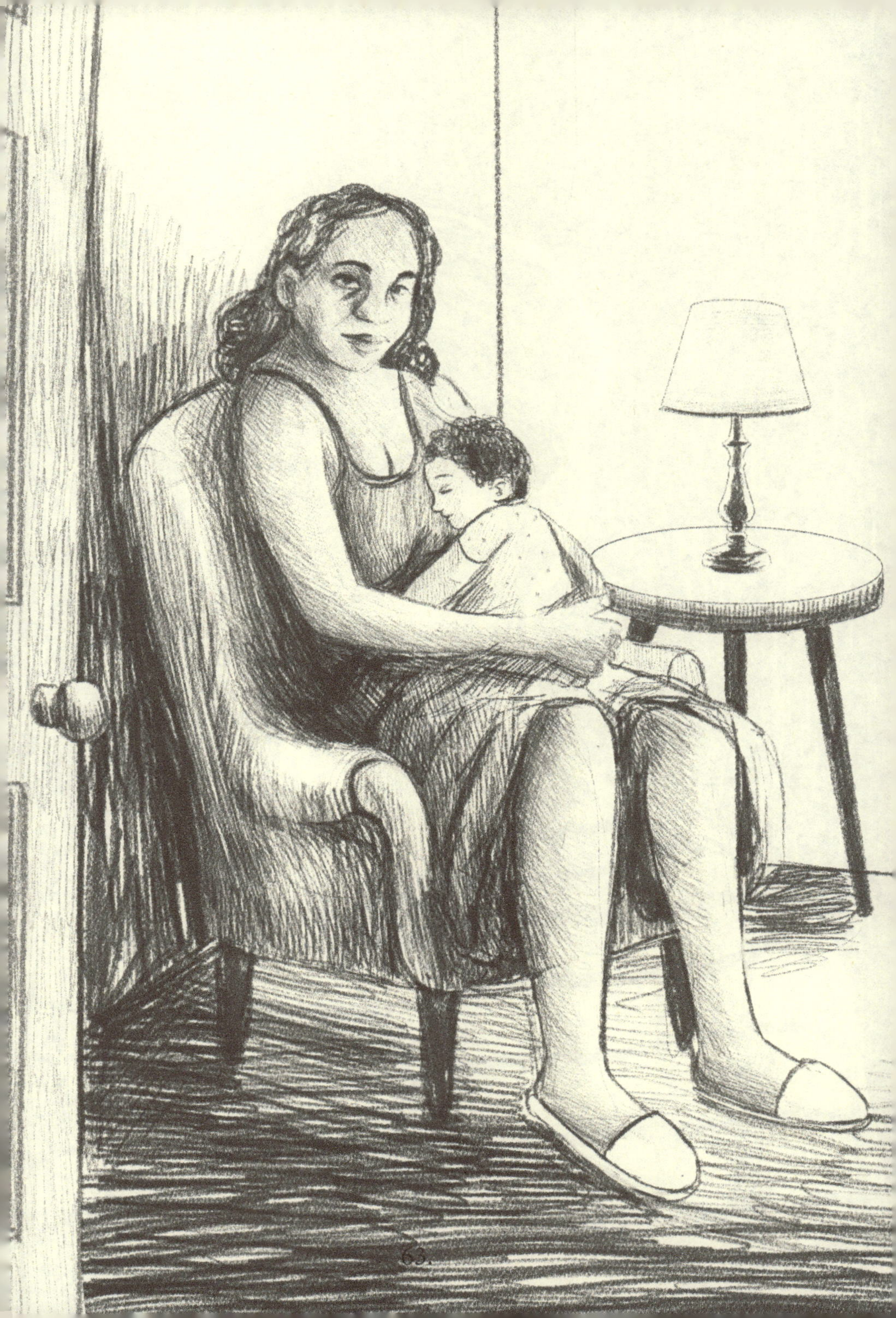

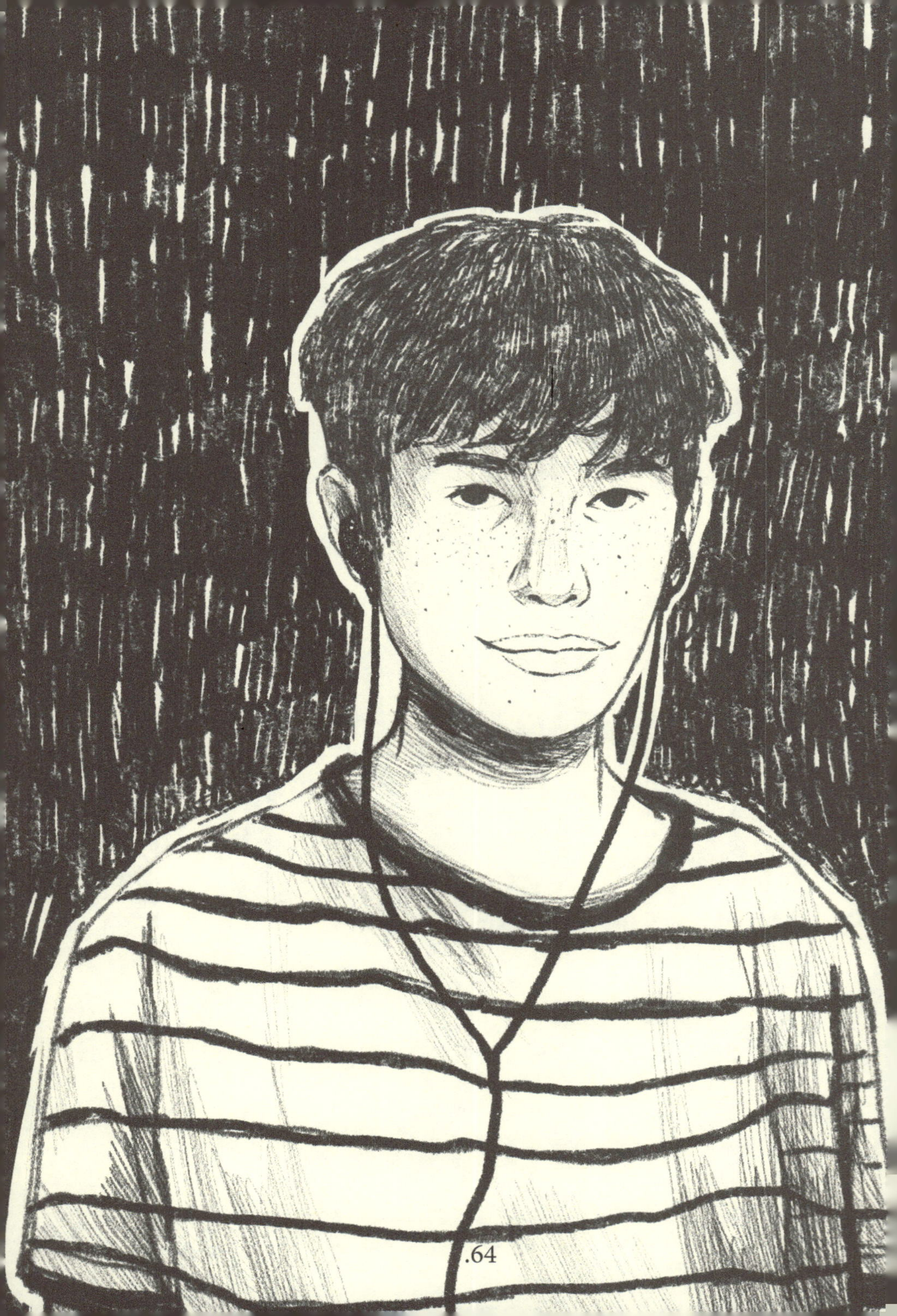

Outra forma de amar

Livro aberto nas mãos. Olhar concentrado em uma página. Fones nos ouvidos. Sorriso tranquilo ao me ver. Expressão de preocupação? Nenhuma. Esse não era o Brás que eu esperava encontrar após nossa conversa por telefone. Mas sua alegria logo foi murchando quando comecei a falar:

— Sabe quando a gente se conheceu aqui? Não imaginei que ia encontrar alguém como você nesta cidade, e que um dia ia gostar dela. Adoro estar com você, mas andei pensando que talvez sejamos melhores como amigos.

Ele me interrompeu. Sabia aonde aquela conversa chegaria. O que não entendia era por que eu tinha começado a pensar assim de repente e o que estava acontecendo de verdade. Cogitou até que eu estivesse interessada em outro garoto.

— Brás, eu não tô a fim de ninguém. Só acho que nosso namoro tá estragando a amizade que a gente tinha. Eu era mais feliz antes. Você não?

Não. Ele ainda era feliz. E essa história de amizade superava sua capacidade de compreensão. Para ser sincera, eu também não tinha certeza se ela fazia sentido. Sabia somente que a música cantada por Mick, a história da relação dos meus pais e meus desentendimentos com Brás tinham se juntado por acaso. Apenas misturei os três ingredientes e vi a ideia ganhando forma. Num instante, ela passou a viver em mim. Eu amava Brás, sim, e nossa relação era especial, mas descobri que não sentia o que minha mãe e Armando sentiam um pelo outro. Não olhava para ele como Rebeca começava a olhar para um menino da escola. Meu sentimento não era igual ao do Tadeu ou do Camu por Micaela.

Brás aceitou terminar o namoro, não tinha alternativa. Porém falou pouco e me olhou com certa irritação ao me ouvir prometer que ainda seríamos amigos. Deu as costas para mim com vergonha e tristeza e não se virou quando o chamei para me explicar melhor.

Quase ninguém acreditou na minha desculpa. Armando não entendeu por que eu não queria mais Brás como namorado se ainda o queria por perto. Rebeca repetia que era uma loucura terminar com um namorado com quem eu tinha tanto em comum. Meu pai achava que, no fundo, eu ainda sentia ciúme da Micaela. A própria Micaela me ligou para entender o caso e previu que eu logo mudaria de ideia. Minha mãe foi a única a me compreender. Quando soube da minha decisão, deixou Ana no berço por uns minutos e veio me dizer:

— Filha, estou admirada da sua maturidade. Fez algo que nem as pessoas da minha idade conseguem fazer. Viu que as coisas não andavam bem entre vocês e tomou uma decisão difícil, mas que vai ser melhor para os dois, com certeza. Você descobriu que há outras formas de amar alguém. Não sabe como estou orgulhosa por você ter seguido apenas seu coração e sua consciência.

Orgulho

O orgulho da minha mãe por mim foi como uma chuva numa tarde de agosto. Ele me deu a certeza de ter realizado algo importante e me fez sentir diferente, como se tivesse crescido alguns centímetros. Passei horas relembrando o momento, memorizando as palavras da minha mãe. Queria fazer o frescor durar por mais tempo.

O efeito da admiração da minha mãe logo acabou. Passado o deslumbre, senti falta de algo em sua fala: ela provavelmente pensou em concluir a frase e me aconselhar a ter a mesma maturidade para lidar com a chegada da minha irmã. Com certeza, não perderia a oportunidade de expressar seu incômodo. Foi Ana quem impediu minha mãe de dizer mais ao chorar no quarto por atenção.

O orgulho da minha mãe não foi suficiente também para me ajudar a enfrentar os primeiros dias sem Brás, ainda mais porque eu o via no parque, no céu, no horizonte, nas músicas e até no nome da cidade. E onde mais a lembrança me pegava era ao passar pelos ipês-roxos que começavam a florescer. Era como se estivesse vendo Brás ali, admirando as flores, esperando a chegada das próximas cores. Na realidade, ele estava longe, embora morasse bem perto de mim, sempre inventando uma desculpa para não me ouvir. Parecia não ter saudade de nossa amizade.

Esse distanciamento me fez questionar minha decisão. De que adiantava ser madura, como minha mãe tinha dito, se eu não teria mais meu amigo ao lado? De que me servia ter descoberto uma forma diferente de amar alguém se esse alguém não estaria próximo para eu mostrar meu amor? O que faria dali em diante se já tinha me acostumado a dividir a vida com Brás?

De repente se acabaram os passeios por Brasília, as mensagens carinhosas, as músicas de amor, os almoços de domingo, os encontros no parque, os ensaios da banda, as conversas sobre qualquer coisa. Voltei a me sentir quase tão sozinha quanto ao chegar à cidade. Ainda tinha Rebeca, e com ela conversava e me distraía, porém sua amizade não substituía aquela que só Brás poderia me dar.

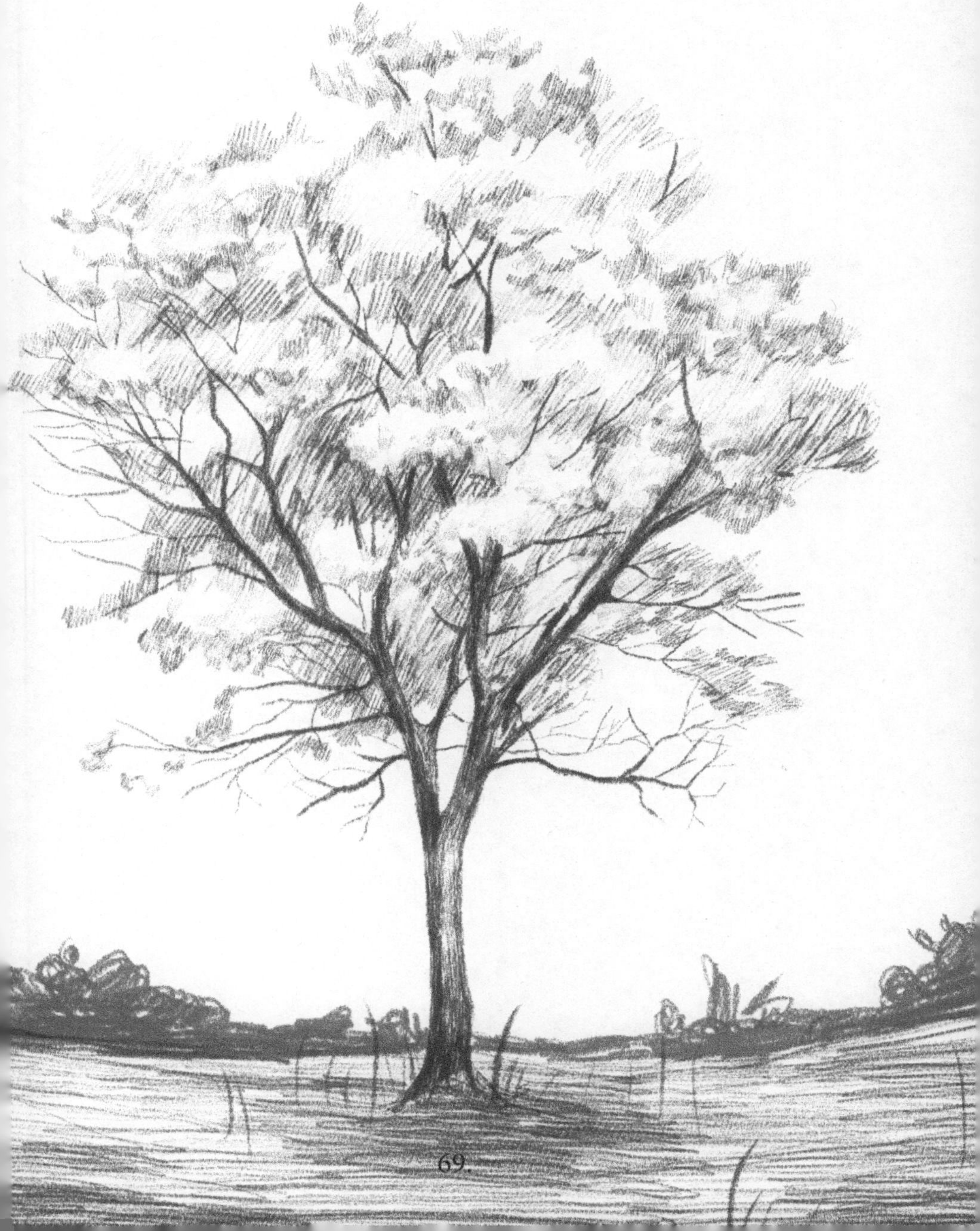

O pensamento

Depois de ouvir uma nova desculpa do Brás por telefone, passei pela porta do quarto da Ana e vi minha mãe sentada, com minha irmã no colo, e um olhar tão distante como se olhasse para outra época. Fiquei ali em silêncio, tentando descobrir o que seus olhos miravam, o que buscavam. Ela não parecia sentir a felicidade que sempre demonstrava ao segurar Ana. Demorou a me ver e perguntou se eu queria algo.

— Não, mãe. Só fiquei preocupada ao ver você assim parada.

— Estava aqui só pensando... pensando em você.

Em mim? Isso era novidade. Agora minha mãe ia ao quarto de minha irmã e, com ela nos braços, pensava em mim? Desde quando eu tinha retornado aos seus pensamentos?

— Lembrei de quando você era pequenininha assim como Ana. Era a coisa mais bonita que eu já tinha visto.

As lágrimas que encheram seus olhos não a impediram de continuar:

— Falei com seu pai um dia desses. Ele acha que eu tenho deixado você muito sozinha, que você precisa de mim, ainda mais sem o Brás por perto. Isso é verdade, Babi? Está se sentindo só?

Era óbvio que eu me sentia sozinha. Meu pai estava em outra cidade, minha mãe mal me olhava, meu padrasto não tinha tempo para mim e meu melhor amigo não falava comigo. Como ela esperava que eu me sentisse? Por que me fazia uma pergunta daquelas? Essa reclamação, entretanto, existiu somente no meu pensamento. Em vez de expressá-la em voz alta, chorei.

— Desculpa, filha, se tenho sido uma péssima mãe. É que tive medo de errar com a Ana como errei com você... E ver você distante da sua irmã me fez lembrar que...

Minha mãe não parava de trazer surpresas para a conversa. E resolveu encerrá-la ali, sem dizer de que erro falava, sem terminar a última frase. Como tinha coragem de deixar um assunto assim pela metade? Ela tinha me ensinado a usar o ponto de interrogação, mas nunca me permitia usar reticências. Então, eu poderia ter exigido mais explicações. Porém apenas ensaiei outra vez. Talvez não fosse boa ideia mexer no tema naquele instante, pois agora era minha mãe quem chorava.

O erro

Qual teria sido o erro da minha mãe? Passei a noite me perguntando e nada vinha a minha mente. Sabia que minha mãe tinha engravidado muito jovem e que ela e meu pai tinham passado apenas um ano juntos após meu nascimento. Sabia que eles tinham descoberto que eram melhores como amigos do que como um casal. Sabia que eram realmente amigos, o que não os impedia de brigarem vez ou outra, ainda mais quando era eu o assunto. Sabia que minha mãe tinha se casado com Armando logo depois do meu aniversário de cinco anos. Sabia que minha mãe tinha me dado um apelido só para satisfazer sua vontade de me chamar de Bárbara. E nada disso soava como um erro.

Cansada de procurar a resposta sozinha, perguntei a meu padrasto, assim meio como se não estivesse interessada, se ele se lembrava de algum acontecimento da minha infância anterior ao seu casamento com minha mãe. Armando começou a contar histórias e mais histórias que não me ajudaram a desvendar o mistério — não recordou nenhum fato além daqueles que eu conhecia bem.

Era hora de apelar para meu pai. Liguei para ele no meio da tarde e não inventei desculpa. Atirei a pergunta assim que ele terminou de dizer "estou bem, filha, e você?". Nem o deixei falar sobre o tempo no Rio ou comentar as reclamações da minha avó por eu nunca mais ter telefonado. Meu pai ficou mudo com meu questionamento.

— Pai, tá aí ainda?

— Sim. O que quer saber? Por que essa pergunta agora? O que sua mãe falou? O que está acontecendo, Roberta?

— Pode parar. Eu que faço as perguntas hoje. Só quero saber qual foi o erro da minha mãe.

Meu pai se calou de novo. Eu ouvia sua respiração.

— E por que não pergunta pra ela? Não sou a melhor pessoa pra falar disso. Ela é quem tem que contar pra você.

O tom do meu pai e sua pressa em desligar o telefone me deixaram ainda mais curiosa. Minha mãe era a única que poderia me dizer qual era esse segredo escondido por tantos anos, e eu não ousava lhe perguntar.

Dei voltas pela casa durante um dia inteiro, pensando se eu deveria ou não abordar minha mãe com aquela questão. Finalmente resolvi que era meu direito conhecer a verdade, não importando qual fosse. Tirei a coragem do armário e a vesti. Parti para o quarto da Ana e exigi saber que erro minha mãe tinha cometido.

Minha mãe não pareceu surpresa com a pergunta nem tentou fugir do assunto. Ela me chamou para sentar e começou:

— Você sabe que engravidei muito nova. Não planejava ser mãe tão cedo daquele jeito e me revoltei com a situação. Queria poder dizer que parei na revolta, mas não posso... Tentei perder você. Felizmente não consegui. Hoje me arrependo do que tentei fazer, me arrependi quando você nasceu. Por favor, me perdoa, filha.

O florescimento

— Quando os primeiros ipês começam a florescer todo ano, algo parece acontecer dentro da gente também — Brás falou naquele nosso primeiro passeio, no caminho para a Esplanada. — Eu acho que uma flor também cresce na gente. Não é incrível uma coisa tão bonita aparecer logo em um tempo tão seco?

Recordei-me dessa fala quando ia para a escola e revi os ipês-roxos que pareciam ter triplicado de um dia para o outro. No dia em que ouvi Brás falar, suas palavras me tocaram, porém não dei a devida importância ao seu significado. Aquela parecia mais uma de suas reflexões românticas. Agora reconhecia que ele tinha razão: se uma flor daquelas surgia na seca, era possível que algo também acontecesse em nós, era possível que algo também florescesse em nós em nossos períodos secos.

Rebeca não entendeu quando lhe contei sobre as flores do ipê. Ficou me olhando como se eu tivesse dito algum absurdo. E eu tinha chegado tão entusiasmada à escola, ansiosa para dividir meu achado.

— Os ipês? — Rebeca falou. — Sim. São lindos, principalmente o branco. Mas o que quer dizer com flor que nasce na seca?

Como desejei que Brás estivesse ali para me falar o que acontecia dentro dele com o florescimento dos ipês. Eu diria que agora compreendia a metáfora. Diria também que tinha criado uma nova ideia sobre o assunto.

Já que Brás não estava por perto, recorri a minha mãe. Eu tinha perdoado seu erro, não na mesma hora em que me contou. Precisei de alguns dias para organizar a mente. Precisei de algumas conversas com meu pai, Armando e Rebeca para entender que minha mãe havia sentido medo da mudança.

Ao contrário da Rebeca, minha mãe compreendeu a história dos ipês. Disse que era interessante pensar que flores nasciam em nós nos tempos mais secos. Isso nos dava esperança em nossas épocas de maiores dificuldades. Tinha sido eu sua primeira flor do ipê. O conhecimento da gravidez causou medo, mas meu nascimento, contrariando sua previsão, trouxe tranquilidade, ensinou que as melhores coisas nem sempre são planejadas. Minha chegada coloriu sua fase mais conturbada.

— E você, filha, já descobriu qual é sua flor do ipê? — era minha mãe me forçando a exercitar a arte da reflexão.

A flor do ipê

Qual seria minha flor do ipê? A pergunta da minha mãe veio se hospedar dentro de mim e demorou a sair dali, como uma visitante indesejada. Minha flor teria sido conhecer Brás num momento difícil? Ter preferido um amigo a um namorado? Ou ter me reaproximado da minha mãe quando me sentia sozinha? Talvez minha flor do ipê ainda estivesse por nascer. Talvez cada pessoa pudesse ter várias flores do ipê, uma de cada cor.

Minha mãe concordou com a última ideia. Para ela, faltava-me descobrir a flor cor-de-rosa, que começava a desabrochar e eu precisava ajudar a florescer. Como de hábito, não me explicou o que queria dizer e me recomendou pensar no assunto.

Então, lá fui eu passar outra noite sem dormir bem. De que flor ela falava? Responder a essa pergunta foi tão difícil quanto resolver problemas matemáticos. A diferença foi que a solução me veio de repente, no dia em que desisti de procurá-la, após dias de dor de cabeça com a charada da minha mãe.

Ela e Armando não paravam de falar que Ana tinha engatinhado pela primeira vez naquela manhã. Logo estaria caminhando. Declaravam iniciada uma nova etapa na vida da Ana e nas nossas também. E eu não entendia por que tanta agitação por algo tão comum — quantas crianças não tinham engatinhado e quantas não faziam isso naquele momento? Até eu, que nada conhecia sobre o desenvolvimento dos bebês, sabia que era normal engatinhar antes de aprender a andar.

No dia seguinte, vi a cena ao aparecer na sala: Ana com joelhos no chão, braço direito levantado e o esquerdo segurando o peso do corpo, olhos fixos em um ponto e língua para fora, como se isso a ajudasse a dar impulso. Ela ia devagar em direção a minha mãe e Armando, que a incentivavam com palavras e sorrisos. Pareceu que Ana me olhou e sorriu com seus poucos dentes. Então, sorri também.

No caminho para a escola, os ipês prenderam minha atenção mais uma vez — os ipês cor-de-rosa já tinham florescido — e o enigma da minha mãe voltou a me perturbar. Foi aí que a conclusão me veio como se sempre tivesse estado comigo: minha mãe falava da Ana. Minha flor do ipê rosa era aceitar de uma vez a existência da minha irmã, minha pequena, desdentada e ainda descoordenada irmã. Talvez não fosse tão ruim ter uma irmã, como todos diziam. Eu poderia lhe ensinar as diferentes formas de amar alguém. Poderia ajudá-la a responder aos porquês da minha mãe e a encarar a expressão de surpresa do seu pai quando lhe contasse sobre seu primeiro beijo. E, o mais importante, poderia fazê-la enxergar uma flor em cada situação difícil.

A saudade do Brás bateu novamente e, dessa vez, me sufocou: já não cabiam em mim as descobertas que vinha colecionando para partilhar com ele. Agora, se meu amigo estivesse perto, mostraria a ele minhas flores do ipê, uma de cada cor.

Persistência

Ir com calma, de passo em passo, e insistir. Era a estratégia que Rebeca havia me ensinado. Mas fui uma péssima aluna e não me dei conta de que não bastava guardar o conhecimento na memória. Era necessário colocá-lo em prática.

Estava prestes a desistir de me reaproximar do Brás, depois de suas escapadas. Foi minha mãe quem me fez ver que ele precisava de um tempo para se ajustar à mudança, como ela precisou para aceitar minha chegada, e eu precisei para aceitar a chegada da Ana. Aos poucos, Brás me deixaria voltar à sua vida, assim que enxergasse que a nova situação não era tão assustadora quanto parecia.

Num sábado, me convidei para o ensaio da banda. Fiz Camu prometer não contar ao Brás, e ele afirmou que seu amigo sentia minha falta. Nisso não acreditei: se era verdade que Brás sentia minha falta, por que fugia de mim? E o garoto respondeu que não era tão difícil compreender o porquê: Brás estava magoado.

Brás Cubas e os Baianos do Planalto Central já ensaiavam quando cheguei à casa do Camu. Ainda longe, minha canção, aquela que Brás havia me dado de presente, chegou aos meus ouvidos pela voz da Mick, trazendo lembranças do meu primeiro encontro com ele no parque, de sua mão me guiando por Brasília e me fazendo olhar com cuidado para coisas que eu não queria ver. Era como se estivesse diante do Brás naquele momento, observando seu jeito brincalhão, mesmo ao falar de assuntos sérios, e seu jeito sério ao falar de assuntos que não pareciam ter tanta seriedade. Fiquei feliz ao saber que ele não tinha proibido aquela música ali. Ao menos dessa forma, eu continuava presente em sua vida.

Minha presença real fez Brás se perder e atrapalhar a banda inteira. Ficou parado, vermelho, com os olhos fixos em mim. Seus dedos não se moviam mais. Os outros três demonstraram mais alegria que o amigo com minha chegada e tiveram que parar a música e recomeçá-la, enquanto Brás e eu saíamos da casa.

Brás mostrava o mesmo desconforto do dia em que falamos sobre nosso primeiro beijo. Ou talvez pior, porque agora não tinha só medo de falar comigo sobre um assunto constrangedor; não parecia nada contente.

— Brás, senti tanta saudade de você.

— Não entendo. Foi você que terminou comigo. Agora vem me falar em saudade?

— Não acha que senti saudade? Liguei pra você um monte de vezes. Eu terminei nosso namoro, não nossa amizade. Não sentiu saudade de mim?

Claro que ele não respondeu. Encerrou a conversa aí. Fui embora sem sinal de que Brás retomaria nossa amizade um dia, como minha mãe afirmava. Tinha apenas o comentário do Camu. E, com essa dúvida, ouvi um novo incentivo da minha mãe, que veio escondido num questionamento um bocado impaciente:

— Se a amizade desse menino é tão importante pra você, por que vai desistir na primeira dificuldade?

Essa foi uma de suas raras perguntas que não exigiram resposta nem tanta reflexão. O que minha mãe queria era ação, e eu obedeci: corri para o Parque Olhos D'Água, onde a mãe do Brás disse que eu o encontraria. Lá o avistei com fones de ouvido e um livro, como sempre. Parecia menos assustado, ainda bastante chateado.

— Brás, vamos fazer de conta que hoje é aquele dia em que a gente se conheceu? Fala de você, desse livro, da sua mãe.

De verso em verso

Foi assim que Brás Cubas e eu criamos uma nova canção. E as canções não são compostas da noite para o dia. Levam tempo, exigem inspiração e imaginação. É preciso criar melodia e letra inéditas e combiná-las tão bem que as duas juntas não façam dos ouvidos seu ponto final, mas corram de lá para o coração. Tadeu admitia que passava semanas para finalizar uma música. Às vezes, refazia tudo. Não tinha pressa. Só o resultado lhe interessava.

No encontro no parque, Brás me surpreendeu: topou fingir que não nos conhecíamos e falou de si mesmo, do livro que lia e da mãe. Dois dias depois, outra vez no parque, mesmo afobada para entregar a ele aquilo que eu havia guardado durante nosso tempo longe, voltei a comer pelas beiradas, como dizia meu pai. No sábado, fomos à casa do Camu, e deixei Brás livre para dizer o que quisesse ou para não dizer coisa alguma.

Com o passar do tempo, Brás voltou a se abrir, a dividir comigo suas músicas, a falar dos assuntos mais inesperados, a me convidar para passeios pela cidade. Então, vi um espaço para minha passagem. Mencionei os ipês, já desflorados àquela altura. Recordei sua declaração sobre o surgimento de algo bom com a chegada das flores. Falei da minha ideia do florescimento em nós de ipês de cada uma das cores.

Não precisei explicar o que queria dizer. Brás sorriu, não por ter achado minha fala engraçada. O riso veio porque Brás notou que nem se lembrava mais de ter dividido comigo aquela observação — não andava pensando nos ipês tanto quanto eu. Mesmo assim, passou a discorrer sobre o tema, como se aquela fosse a teoria mais elaborada. E nesse momento tive certeza do retorno do meu amigo Brás Cubas.

Aos poucos voltamos a ser aquela dupla inseparável, Eduardo e Monica, Roberta e Brás, dois amigos que andavam por Brasília ao som de uma música, dois amigos que se completavam, como todo mundo dizia. A diferença agora é que cada um de nós podia rir com outros amigos, sem cena de ciúme. Ele às vezes me encarava com aquele olhar com que me olhou em nosso passeio ao Pontão, mas não dizia qualquer coisa. E eu me alegrava por saber que, embora parecendo ainda sentir algo mais por mim, ele permanecia ao meu lado, mesmo só como amigo, porque gostava da minha companhia.

Foi de verso em verso também que Ana passou a fazer parte da minha trilha sonora. Dias depois que a vi engatinhar pela primeira vez, ela fez o mesmo movimento, agora em minha direção, como se quisesse estar mais perto de mim. Com um olhar da minha mãe que parecia dizer "vai, filha, deixa sua irmã se aproximar", me abaixei e estendi os braços para Ana. Ela então acelerou sobre os joelhos e me alcançou. Caímos no chão juntas — ela sobre mim, as duas rindo.

Daí em diante, foi como se eu nunca tivesse resistido a sua existência. Chegava da escola diretamente para seu quarto e passava muitas das minhas horas livres conversando com ela. Ana escutava minhas palavras com atenção e até sorria, mas não entendia quase nada do que eu dizia. Isso não importava. Eu só queria compartilhar um pouco do meu dia, as minhas andanças pela cidade, as histórias do Brás, as análises da Rebeca, as perguntas da minha mãe, as músicas novas da banda. Queria transmitir a Ana cada uma das minhas aprendizagens e garantir que tivesse muito a dizer quando aprendesse a falar.

Como minha mãe e meu padrasto, fiquei maravilhada ao presenciar Ana tirar os joelhos do chão e evoluir para os primeiros passos, caminhando como um pinguim, divertindo-se com seu novo feito como se tivesse consciência de seu significado. Não era só sua maneira de se locomover que mudava: minha irmã crescia tão rapidamente que deixava Armando com aquele olhar assustado. E, de uma hora para outra, enquanto eu narrava mais uma história, Ana nos pegou de surpresa com sua primeira palavra:

— Babi.

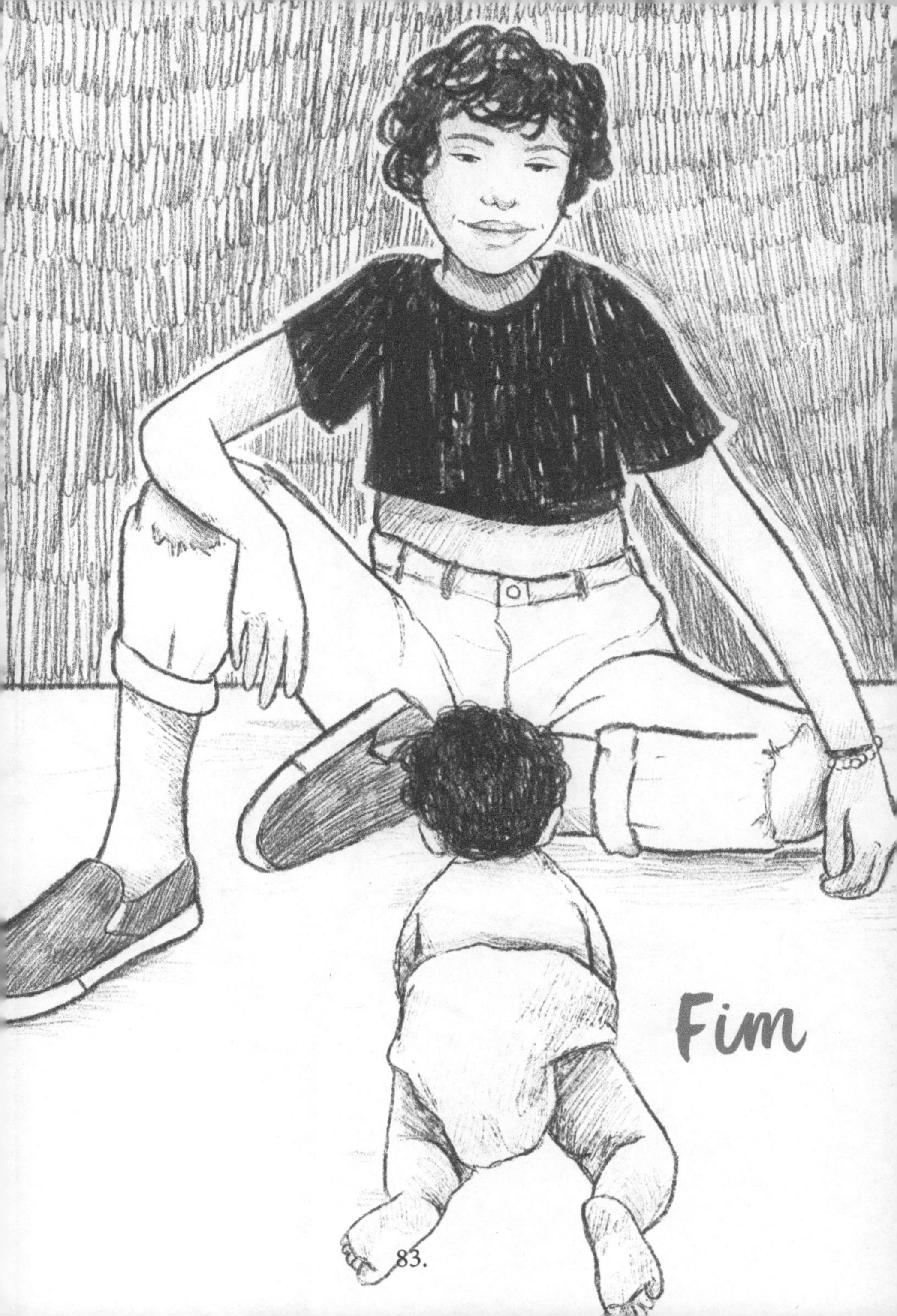
Fim

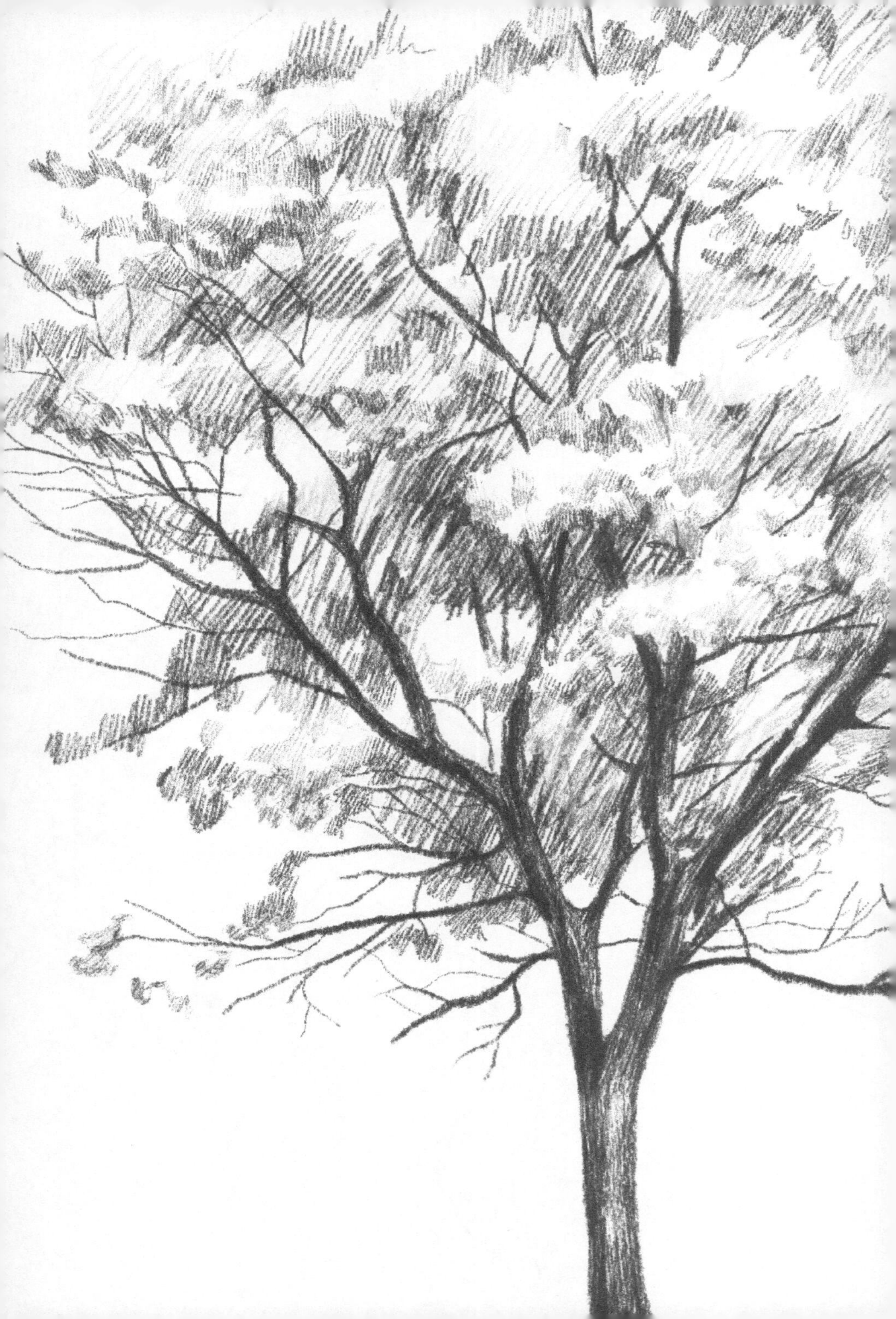

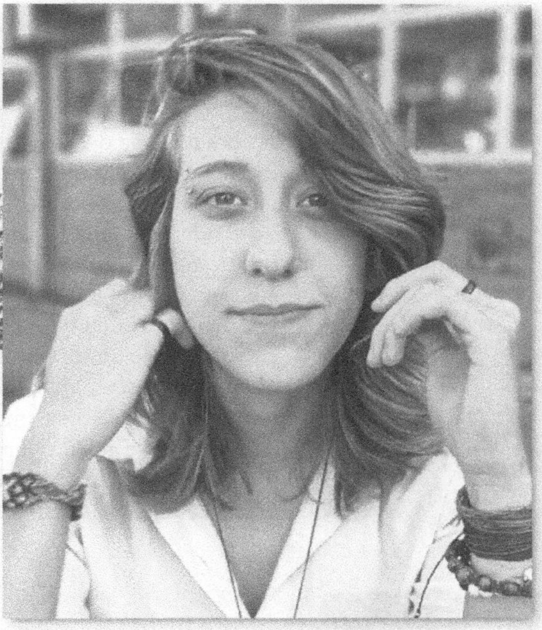

Sobre a Ilustradora

Bianca Lana é natural de Ribeirão Preto-SP. Atualmente cursa Artes Visuais na Universidade Federal de Uberlândia (UFU) e é artista independente: trabalha com ilustração e dá aulas de aquarela. Utiliza principalmente mídias tradicionais como guache, lápis de cor e a própria aquarela, sua principal ferramenta, para elucidar narrativas e criar mundos alternativos que encontramos em livros de contos de fadas.

Leia também, da Editora InVerso

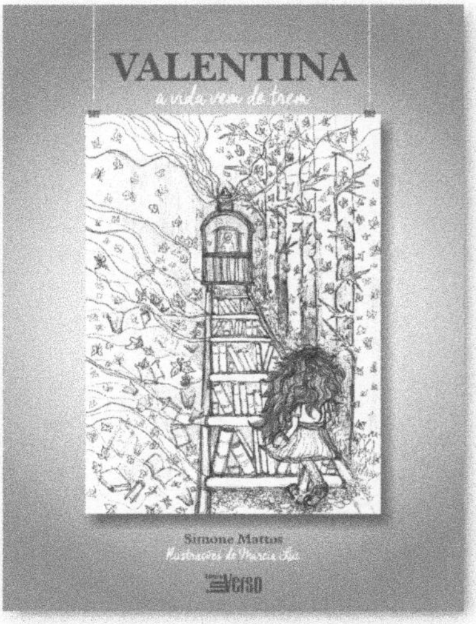

VALENTINA, A VIDA VEM DE TREM

A obra foi uma das dez finalistas no Prêmio Barco a Vapor 2017, promovido pela Edições SM. Aborda a história do jovem jornalista Justin dentro de um trem, a caminho da entrevista com um célebre escritor, vencedor do Prêmio Nobel de Literatura. Ansioso, ele recorda de um dia em sua infância, quando conheceu Valentina. Dia de muitos desencontros e importantes encontros — e aquelas lembranças interferem diretamente no que irá acontecer em sua vida.

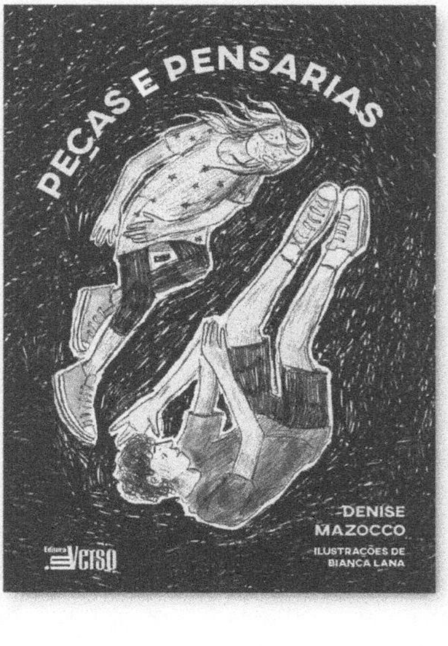

PEÇAS E PENSARIAS

Será que existem outras palavras assim, que cabem duas dentro? Assim, a personagem desta história vai descobrindo as palavras e o mundo. Peças e Pensaria é sobre montar quebra-cabeças, que se transformam em palavras e em realidades no universo infantil.